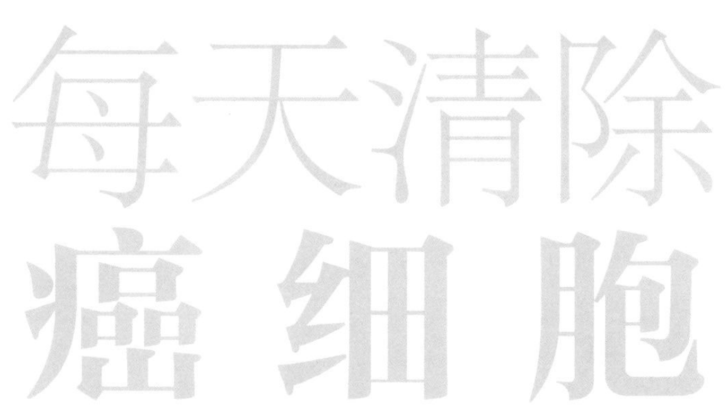

每天清除癌细胞

防癌食物营养大揭秘

王海玲 · 编著

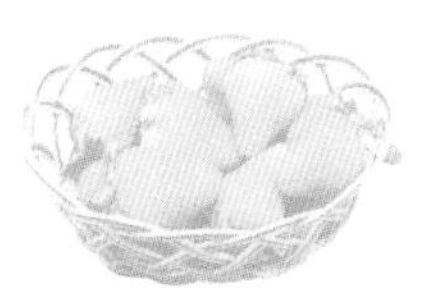

電子工業出版社
Publishing House of Electronics Industry
北京 · BEIJING

食物量示意图

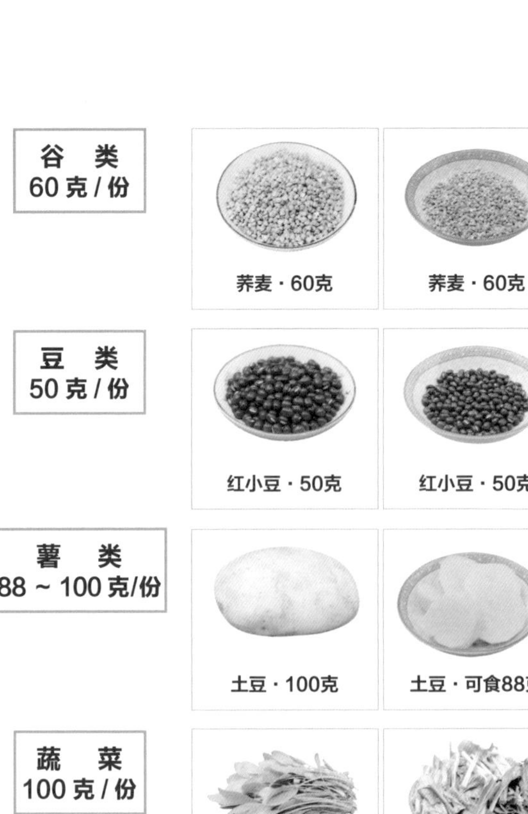

谷 类 60 克 / 份

荞麦 · 60克	荞麦 · 60克	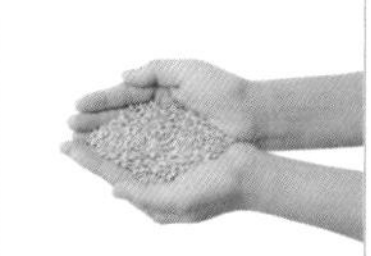 荞麦 · 60克

豆 类 50 克 / 份

红小豆 · 50克	红小豆 · 50克	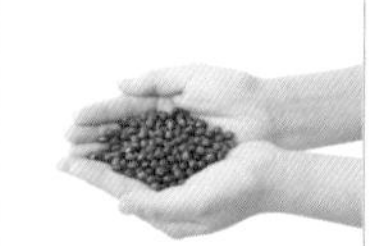 红小豆 · 50克

薯 类 88 ~ 100 克/份

土豆 · 100克	土豆 · 可食88克	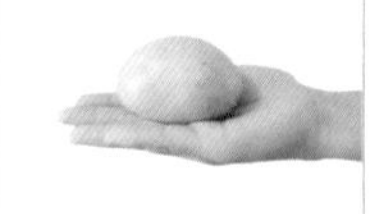 土豆 · 100克

蔬 菜 100 克 / 份

菠菜 · 100克	菠菜 · 100克	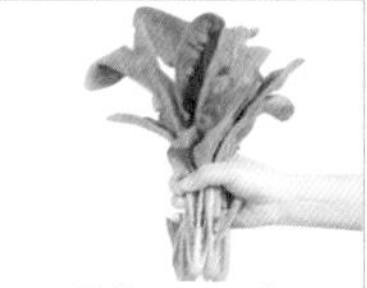 菠菜 · 100克
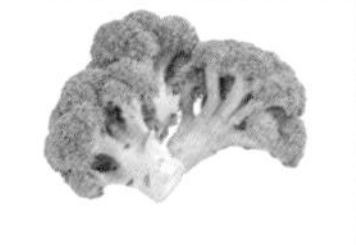 西蓝花 · 100克	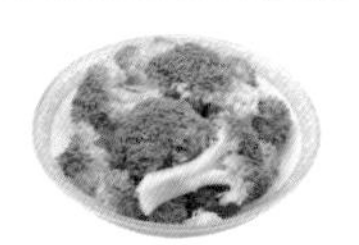 西蓝花 · 100克	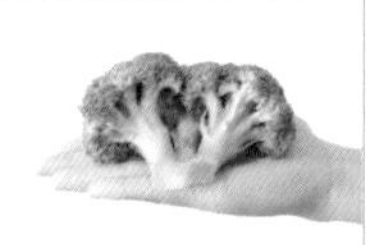 西蓝花 · 100克

水 果 80 ~ 200 克/份

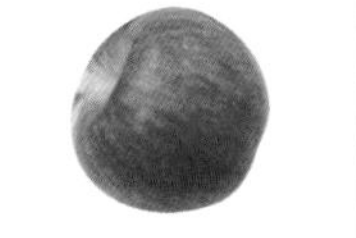

苹果 · 200克	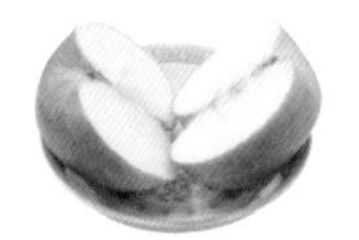 苹果 · 200克	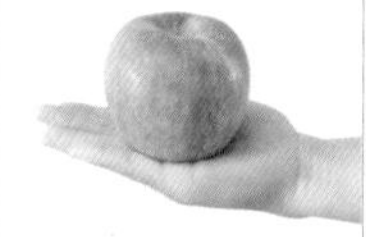 苹果 · 200克
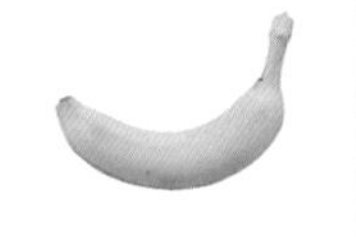 香蕉 · 120克	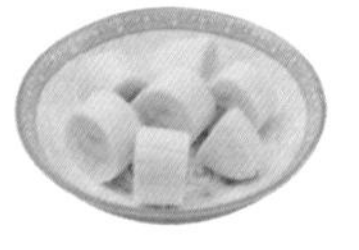 香蕉 · 可食80克	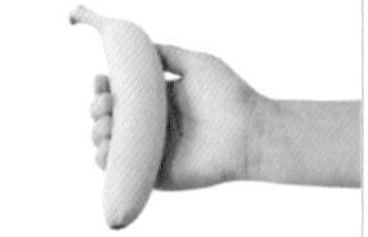 香蕉 · 120克

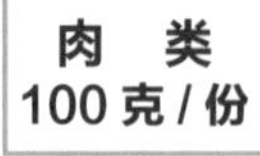

肉 类 100 克 / 份

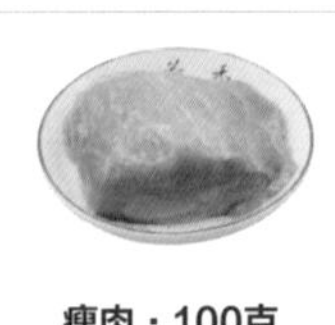

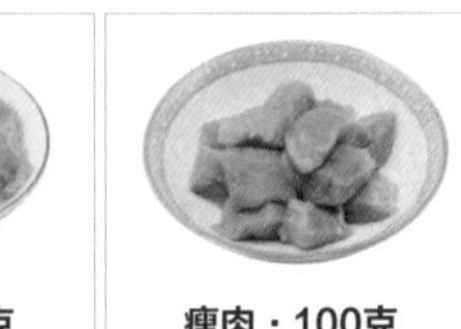

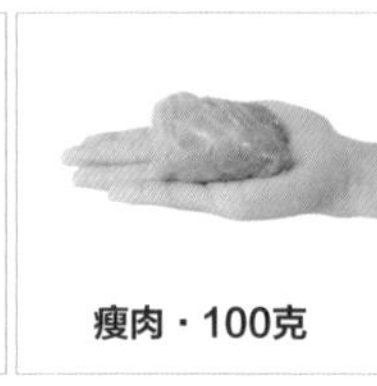

瘦肉 · 100克	瘦肉 · 100克	瘦肉 · 100克

器具和
参照物

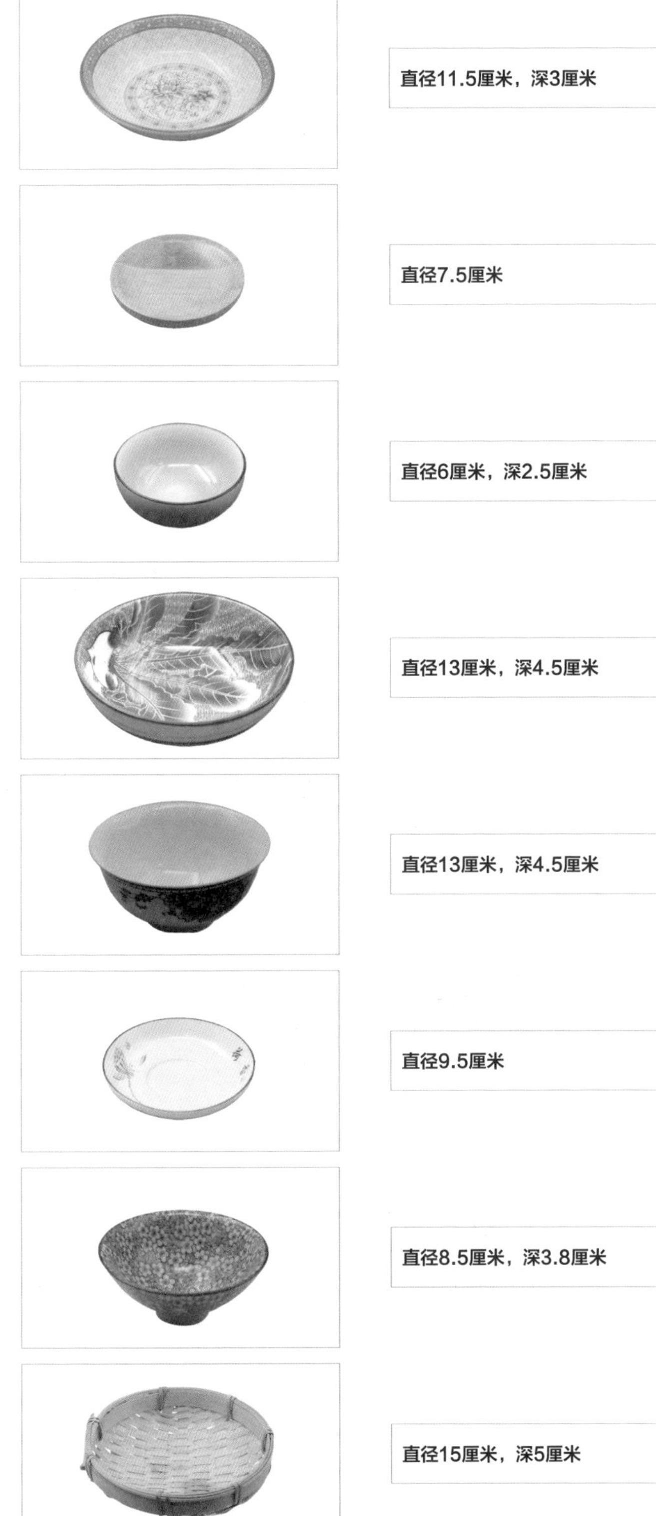
直径11.5厘米，深3厘米
直径7.5厘米
直径6厘米，深2.5厘米
直径13厘米，深4.5厘米
直径13厘米，深4.5厘米
直径9.5厘米
直径8.5厘米，深3.8厘米
直径15厘米，深5厘米

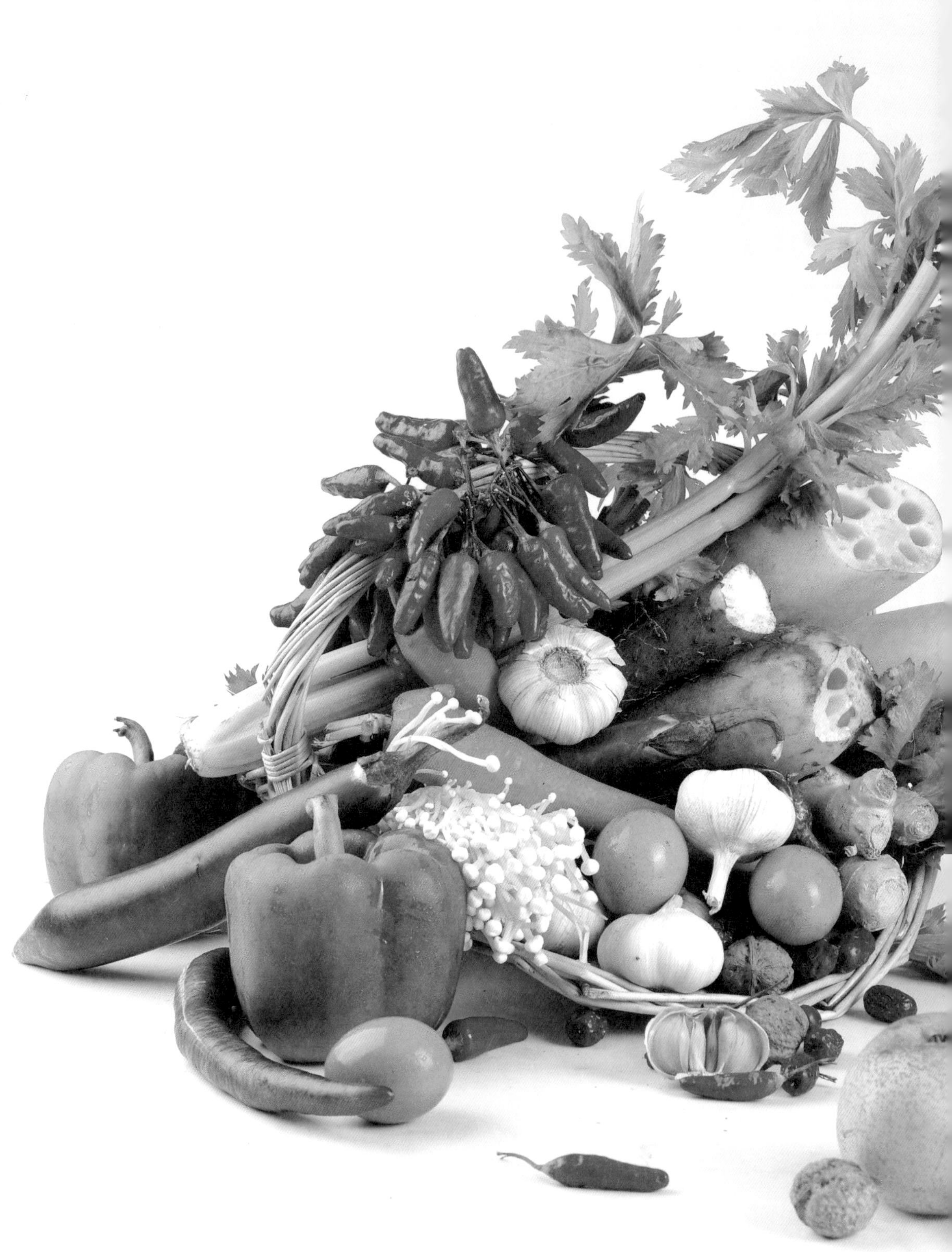

序 言

癌症，生活中经常听说，人人谈之色变。统计资料显示，近年来，在人类疾病谱中癌症已成为重要的死亡原因。

乳腺癌居女性高发癌症之首，中国人死于肝癌的比例是全球平均水平的 4 倍，死于胃癌的比例是全球平均水平的 2 倍。癌症给人们留下了“不治之症”的印象，令人望而生畏。

癌症真的这么可怕吗?

癌症真的不可救治吗?

癌症真的无法预防吗?

答案：当然不是。

现代研究发现，癌细胞产生的原因是基因结构的变异，随着年龄的增长，每个人的身体内都有可能产生癌细胞，但不一定危及生命。很多癌症是可以通过早期发现、早期诊断、早期调养、早期治疗而治愈的。即使是晚期癌症，通过合理的治疗和调养，生存时间也可以延长，也就是说，癌症并不等于死亡，癌症是可防可控的。

大量医学研究证实，至少有 35% 的癌症与饮食有关。换言之，很多癌症是“吃”出来的。例如：

经常吃滚烫食物的人，容易患食管癌。

喜欢大鱼大肉、不爱吃青菜的人，患肠癌的概率较高。

长期酗酒的人，容易伤肝，会增加患肝癌的风险。

嗜吃烟熏、油炸或烧烤食物，会增加患胃癌或食管癌的概率。

…………

此外，防癌专家指出：“从日常饮食中摄取均衡的营养，养成良好的饮食习惯，是远离癌症的重要一步。”那么，摄取什么营养素能防癌抗癌呢？家常食材怎么吃才能发挥最佳的防癌功效呢？

基于此，我们精心编写了《每天清除癌细胞：防癌食物营养大揭秘》一书。我们编写本书的目的，不是探讨治疗癌症的新方法，而是讲述如何通过饮食来预防癌症，因为“预防胜于治疗”。

本书开篇介绍了大家非常关心的有关癌症的常识，以帮助读者正确认识癌症，避免因对癌症的陌生而产生恐惧。接着，详细介绍了 22 种防癌抗癌营养素、65 种防癌抗癌食材及常见癌症的饮食预防细节，从而指导读者科学、有效地通过饮食来达到防癌抗癌的目的。

目录 CONTENTS

绪论

关于防癌抗癌的 Q&A

癌细胞从何而来 ·001·
每个人体内都有癌细胞吗 ·002·
癌症会传染与遗传吗 ·003·
哪些人是癌症的高危人群 ·004·
哪些器官更容易发生癌变 ·004·
长息肉就是得癌症吗 ·005·
癌症的早期信号有哪些 ·006·
怎样做好癌症的自我诊断 ·007·
肥胖者真的容易得癌症吗 ·008·
全素食可以防癌抗癌吗 ·009·
怎样吃肉才健康、防癌 ·010·
世界癌症研究组织推荐的防癌食物有哪些 ·012·

PART 1

调免疫、促排毒，防癌首先要强健体魄

免疫力——抵御病原体，清除癌细胞 ·013·
五大营养素，有效提升免疫力 ·015·
均衡膳食“金字塔”，你吃对了吗 ·019·
权威推荐：多吃食物，少吃食品 ·021·
吃对一日三餐，免疫力自然强 ·022·
体内“毒素”是致癌的根源 ·026·
这样吃，促排毒、净化内环境 ·029·
科学饮水，清肠道、促排毒 ·031·

PART 2

膳食纤维，整肠道、排毒素、防肠癌

膳食纤维是清洁肠道、预防肠癌的利器 ·033·
荞麦 肠道的“清道夫” ·035·
玉米 “食物中的黄金” ·036·
燕麦 营养丰富的“粗粮之王” ·037·
红小豆 利尿、排毒、防癌 ·038·
红薯 减少致癌物的堆积 ·039·

芹菜 通便排毒的“万能药菜” ·040·
黑木耳 吸附肠道内的毒素 ·041·

PART 3

三大维生素，预防癌症的王牌营养素

维生素 A：维护上皮组织健康，加速细胞修复 ·042·
胡萝卜素：抗氧化性强，可转化为维生素 A ·044·
胡萝卜 廉价的防癌“小人参” ·045·
南瓜 降脂降糖、预防乳腺癌 ·046·
茼蒿 提升抵抗力、通便防癌 ·047·
菠菜 富含维生素 A 的“鹦鹉菜” ·048·
豌豆苗 促进代谢的“龙须菜” ·049·
哈密瓜 抗氧化、增强免疫力 ·050·
木瓜 营养丰富的“百益果” ·051·
枸杞子 药食两用的“东方神果” ·052·
维生素 C：有效阻断致癌物的生成 ·053·
西蓝花 国际公认的抗癌尖兵 ·055·
苦瓜 降糖防癌的“君子菜” ·056·
青椒 增进食欲、降脂减肥 ·057·
猕猴桃 有效防癌的“奇异果” ·058·
橙子 富含维生素 C 的“疗疾佳果” ·059·
柠檬 含多种防癌物质的“药果” ·060·
山楂 消食抗癌的“胭脂果” ·061·
红枣（鲜）天然的“维生素丸” ·062·

维生素 E：保护细胞，清除自由基 ·063·
芝麻 黑白双色的“仙家食物” ·065·
杏仁 神奇的益寿抗癌坚果 ·066·
核桃 防癌抗衰老的“益智果” ·067·
榛子 有效防止细胞氧化 ·068·

PART 4

矿物质，维持人体代谢，对抗癌细胞

钾元素：防癌抗癌的神奇矿物质 ·069·
蚕豆 维持体内矿物质群平衡 ·071·
土豆 高钾低钠的“地下苹果” ·072·
竹笋 吸脂防癌的“刮油菜” ·073·
芦笋 防癌抗癌的“蔬菜之王” ·074·
香蕉 含钾丰富的“果中皇后” ·075·
硒元素：微量元素中的“防癌之王” ·076·
大麦 常喝大麦茶降糖防癌 ·078·
香菇 富含硒的“百菇之王” ·079·
锌元素：增强白细胞的战斗力 ·080·
小米 锌含量在谷物中名列前茅 ·082·
南瓜子 保护性腺、预防前列腺癌 ·083·
牡蛎 营养独特的“海洋牛奶” ·084·
镁元素：有助于抗癌的“天然镇静剂” ·085·
苋菜 含镁丰富的“长寿菜” ·087·

绿豆 解毒防癌、利尿防暑 ·088·
黑豆 抗氧化、预防乳腺癌 ·089·
碘元素：调节甲状腺，预防癌症 ·090·
海带 碘、钾等矿物质的宝库 ·092·
紫菜 促进代谢、抑制癌细胞 ·093·
钼元素：阻断强致癌物的合成 ·094·
扁豆 富含矿物质的“豆中之王” ·096·
豌豆 阻断亚硝胺类化合物生成 ·097·

PART 5

植物化学物，防病、抗癌的新明星

多酚：保护心血管，清除自由基 ·098·
苹果 降低胆固醇、预防癌症 ·099·
绿茶 世界卫生组织推荐的健康饮品 ·100·
红酒 红酒多酚有助于美容防癌 ·101·
花青素：天然的抗氧化剂 ·102·
紫米 富含花青素的“长寿米” ·103·
茄子 抗衰防癌的紫色蔬菜 ·104·
葡萄 抗氧化、抑制癌细胞 ·105·
蓝莓 《时代》推荐的健康浆果 ·106·
异黄酮：调节激素，预防乳腺癌 ·107·
黄豆 异黄酮的最佳来源 ·108·
豆腐 补充优质蛋白质、预防癌症 ·109·

吲哚类化合物：有效抑制致癌因子 · 110 ·
菜花 十字花科的“良药” · 111 ·
白菜 家常菜中的防癌明星 · 112 ·
有机硫化物：杀菌、抑癌功效显著 · 113 ·
洋葱 生食最能发挥健康功效 · 114 ·
白萝卜 餐桌上的抗癌佳品 · 115 ·
番茄红素：防癌抗癌的“植物黄金” · 116 ·
番茄 番茄红素的天然仓库 · 117 ·
芒果 有助于预防结肠癌、乳腺癌 · 118 ·
多糖体：抑制癌细胞生长 · 119 ·
银耳 含有银耳多糖的“菌中之冠” · 120 ·
猴头菇 养胃、防癌又抗衰 · 121 ·

PART 6

不可不知的其他防癌营养素

乳酸菌：改善肠道菌群，预防肠癌 · 122 ·
ω-3 脂肪酸：降低胆固醇，抑制癌细胞 · 124 ·
鲈鱼 公认的无公害食物 · 125 ·
沙丁鱼 DHA、EPA防止细胞癌变 · 126 ·
叶酸：维持细胞正常分化，防止突变 · 127 ·
油菜 榨汁饮用能补叶酸 · 128 ·
莴笋 丢弃嫩叶不可取 · 129 ·
维生素 U：促进溃疡愈合，预防胃癌 · 130 ·

PART 7

这样吃，容易诱发癌症

肥肉，易造成热量过剩，引发肥胖 · 131 ·
熏烤肉类，含致癌的苯并芘 · 132 ·
腌制食品，含大量亚硝酸盐 · 133 ·
油炸食品，常吃会增加患癌风险 · 134 ·
食品添加剂，过量摄取会引发癌症 · 135 ·
发霉变质食物，容易导致肝癌 · 137 ·
嗜好甜食，糖为癌细胞提供养料 · 138 ·
果蔬残留农药，是致癌的元凶之一 · 139 ·
汞、镉等摄取超标，破坏免疫系统 · 140 ·

PART 8

常见癌症的饮食预防

肺癌——远离香烟，注意烹饪方式 · 142 ·
胃癌——清淡饮食，细嚼慢咽 · 146 ·
肝癌——控酒护肝是关键 · 151 ·
食管癌——喜食烫食惹的祸 · 156 ·

肠癌——润肠通便是重点 · 159 ·
肾癌——避免高蛋白、高嘌呤饮食 · 163 ·
乳腺癌——吃豆类食物，慎喝咖啡 · 165 ·
宫颈癌——多温热，少寒凉 · 168 ·
前列腺癌——控制热量，补充营养 · 171 ·

附录 // 有效防癌抗癌的营养素 · 174 ·

绪论 关于防癌抗癌的Q&A

癌细胞从何而来

癌症是恶性肿瘤，其细胞生长和分裂速度快于正常细胞，且往往会转移到其他组织。那么，癌细胞从何而来呢?

细胞是人体结构的基本单位，每时每刻都在新陈代谢。一个正常的细胞，大约可进行 70 次分裂，随后便不再进行分裂，停止生长并逐渐凋零死亡。而在细胞生长、衰老的过程中，会受到一些致癌因素的影响，比如不良的生活习惯、营养失调、化学物质或辐射等，由此发生基因突变。变异的细胞首先形成核异质细胞，不过人体通过调节自身免疫力可消除这些核异质细胞，使细胞正常化。但如果致癌因素较强、持续存在或人体免疫力降低，核异质细胞就可能会变成癌细胞。一般情况下，癌细胞不按正常细胞的新陈代谢规律生长，而是无限制地迅速生长，从而破坏正常人体组织及其功能。

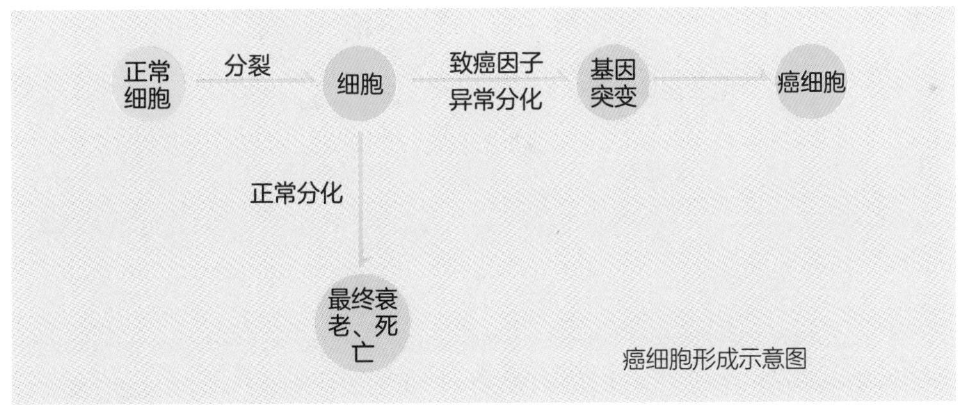

癌细胞形成示意图

每个人体内都有癌细胞吗

现实生活中人人谈癌色变。其实每个人体内都有癌细胞，这并不是危言耸听。病理学家经过大量尸体病理检查后发现，死亡原因虽然不同，但几乎每个人的体内都能检出癌细胞，只不过绝大多数人体内癌细胞很少。

那么，有了癌细胞是不是就会得癌症呢？答案是否定的。癌症专家指出："癌细胞不等于癌症，也不等于肿瘤。"

科学研究表明，通常情况下，当癌细胞数目不超过 100 万个的时候，机体自身的免疫力可以把它们消灭，比如人体内的白细胞会把它们吞噬掉。但如果人体免疫力下降或致癌和促癌物质作用强烈，就会使癌细胞数目急剧增多，超过机体能够自行消灭的数量，存活下来的癌细胞经过一段时间的积累，最终会诱发癌症。

也就是说，虽然人体内有癌细胞，但并不一定会得癌症，重点还在于预防。如果不重视预防的话，从癌细胞演变到癌症的时间就会缩短。反之，如果重视防癌抗癌，这个时间就会延长，患癌症的概率会大大降低，或者有生之年都不会被癌症侵袭。

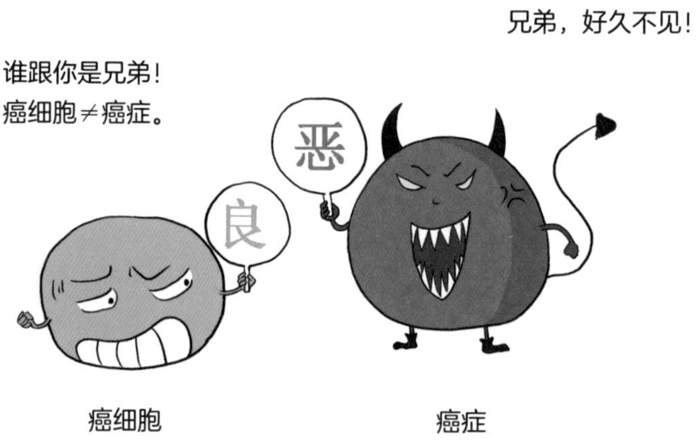

防癌专家提醒

我们应该清楚：癌细胞≠癌症，肿瘤 = 良性肿瘤 + 恶性肿瘤，良性肿瘤不是癌症。

癌症会传染与遗传吗

癌症不会传染

很多人常常把癌症与死亡画上等号，并且认为癌症会传染，还是离癌症患者远点儿好。

其实，癌细胞离开人体或供血不足都会死亡，所以癌症不会传染。到目前为止，还没有任何癌症会传染的证据。

也许你会问，为什么癌症患者在接受治疗时要采取隔离措施，且患者和家属都要戴上口罩，还要勤洗手呢？其实，这么做是为了保护患者免于因被感染而加重病情，并非是为了防止癌细胞传染。

癌症与遗传密切相关

如果癌症不会传染，为何我们经常看到癌症聚集在同一家族的现象？这是不是说明癌症会遗传呢？

癌症的成因复杂，不是单一的先天与后天环境就可以解释清楚的。不过，科学家经过长期的研究和探索，现在较一致的看法是：癌症确实与基因遗传密切相关，尤其是某些种类的癌症受遗传的影响较大。因为生殖细胞上基因的突变，会经由上一代遗传至下一代，使其后代产生癌症的概率远高于一般人。现在比较肯定的是，乳腺癌、结肠癌、肺癌、白血病等都具有一定的遗传倾向。比如乳腺癌，若母亲患有乳腺癌，女儿患乳腺癌的风险比一般女性高 2 ~ 3 倍。

有遗传倾向的癌症发生既有遗传因素，更与不良的生活和饮食习惯密不可分，是遗传因素和外因共同作用的结果。简单来说，癌症不是一般意义上的遗传疾病，父母得了某种癌症，子女并不一定会患这种癌症。

防癌专家提醒

当家族中有人患癌时，千万不要过度紧张、焦虑，要保持乐观愉悦的心情，并改善饮食和生活习惯，注意锻炼身体，避免接触有毒、有害物质，从而减少患癌的可能。

哪些人是癌症的高危人群

癌症的高危人群是指相对来讲更易患上癌症的人群。临床发现，中老年时期是癌症发病的高峰时期。此外，家族中有癌症病史者患癌的概率较高，工作中经常接触砷、苯、石棉、放射性物质的人及饮食习惯不良者也容易患癌症。

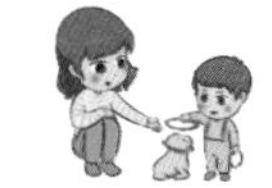
①家族有癌症病史者

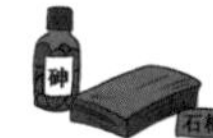

②常接触高致癌物者

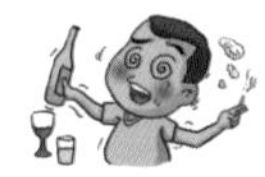
③有不良嗜好者，如吸烟、酗酒

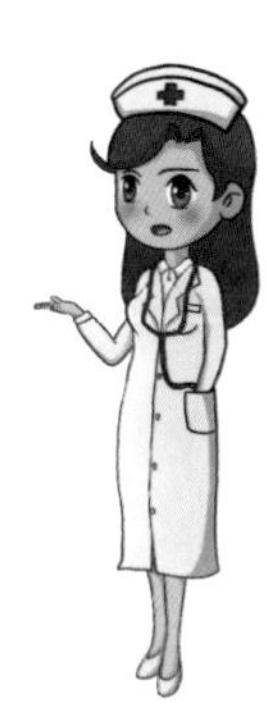

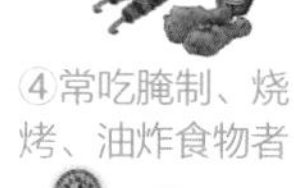
④常吃腌制、烧烤、油炸食物者

⑤长期熬夜、压力过大、精神抑郁者

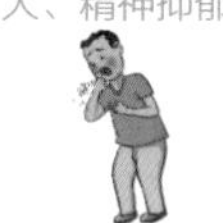
⑥患有某些与癌症相关的慢性病者

哪些器官更容易发生癌变

癌细胞在人体内十分活跃，且人体的任何部位都有可能发生癌症。科学研究发现，每个器官对癌细胞的抵御能力各不相同，不同器官遭受癌细胞侵袭的原因也有很大差别。

目前，有一些器官特别容易受到癌细胞的“青睐”，比如肺、胃、肝等。日常生活中，我们要小心呵护这些器官，以降低病变的风险。

男女易癌变器官 TOP10

男性		女性	
排名	易癌变器官	排名	易癌变器官
1	肺	1	肺
2	胃	2	乳腺
3	肝	3	大肠
4	食管	4	胃
5	大肠	5	肝
6	膀胱	6	食管
7	胰腺	7	卵巢
8	脑	8	宫颈
9	淋巴	9	胰腺
10	肾	19	脑

防癌专家提醒

当然，上述排名也不是绝对的。由于一些特殊原因，有的地区呈现出“地方特色”，比如江苏启东是肝癌的高发地；河南林县高发食管癌；北京、上海等大城市，女性乳腺癌的发病率已超过了肺癌。

长息肉就是得癌症吗

什么是息肉？息肉是从生物体上黏膜细胞层增生而产生向外突出的组织赘生物，表面光滑，呈粉红色或深红色。息肉可能发生在身体的任何部位，大多数生长在表皮或内腔，如鼻腔（鼻息肉）、子宫颈（子宫颈息肉）和大肠（大肠息肉）等处。

息肉不是癌症

很多人得知自己长了息肉后十分害怕，以为自己患癌症了。其实，长息肉不等于患癌症。医学研究发现，息肉大多数为非恶性肿瘤，只要积极治疗，发生病变的概率很低。尤其是幼年性息肉和炎性息肉，一般不会发生癌变。

息肉癌变的概率

息肉虽不是癌症，但若对其置之不理，任由其发展，很有可能逐渐演变成癌症。尤其是腺瘤性息肉，发生癌变的可能性较高。有关数据显示，一般腺瘤性息肉产生癌变的概率为 5% ～ 10%。

那么，如何判断息肉是否会癌变呢？

息肉与癌变关系一览

判断依据	不易癌变	易癌变
外观	体积较小并带蒂	体积较大且不带蒂
数量	单纯一个息肉	多发性息肉
生长速度	生长十分缓慢	短期内迅速生长，直径大于 2 厘米
息肉组织属性	单纯炎症性息肉	腺瘤性息肉，特别是绒毛状腺瘤息肉
有无家族遗传史	无	有

防癌专家提醒

发现息肉后最好将其切除，以防后患，尤其是肠道多发性息肉。但息肉切除后仍有复发的可能，因此患者要定期复查，并维持健康的饮食和生活习惯。

癌症的早期信号有哪些

尽管许多癌症早期症状较隐匿，不易被发觉，但我们平时依然要多留心身体细微的变化，捕捉蛛丝马迹，以尽可能及早发现癌症。癌症专家指出，以下几种症状可能是癌症的早期信号。

肿块

身体任何部位出现不消退肿块，尤其是逐渐增大的肿块。

溃疡

身体任何部位，没有受过外伤而发生的溃疡，特别是经久（1个月以上）不愈的溃疡。

异常出血

大小便、痰中带血；阴道非经期出血。

持续咳嗽

超过1个月的干咳，持续性声音嘶哑，特别是伴有胸痛的持续咳嗽。

体重骤减

在没有节食或加大运动量的前提下，体重1个月内减轻超过10%。

皮肤变化

皮肤伤口不易愈合、有不明原因瘙痒、毛发异常增加；皮肤变得粗糙，产生鳞片状碎屑脱落现象。

疣或痣变化

体表的疣或痣突然发生变化，如颜色加深、增大、瘙痒、溃疡、原有的毛发脱落等。

消化不良、上腹部不适

长期消化不良、进行性食欲减退、上腹部不适、消瘦、贫血。

胸骨后不适

进食时胸骨后有闷胀、灼痛、滞留感、异物感或进行性加重的咽东西不顺。

鼻衄、头痛

鼻出血、鼻塞伴头痛，特别是单侧头痛，伴有呕吐及视觉障碍（复视）。

怎样做好癌症的自我诊断

癌症初期有很高的治愈率，早发现、早诊断、早治疗可以获得良好疗效。那么，除了到医院诊查外，日常生活中该如何做好癌症的自我诊断呢？

癌症的自我诊断一览

自诊时机	自诊项目
洗脸刷牙时	□ 皮肤上的痣有无快速生长、破溃的现象？ □ 颈部有无肿大的淋巴结，淋巴结有无压痛？ □ 口腔内黏膜有无白斑、硬块？ □ 舌头上有无肿块、溃疡？
洗澡时	□ 腋窝、腹股沟等部位是否有肿大的淋巴结？ □ 全身各部位有无异常肿块？ □ 乳房有无肿块，乳头有无血性溢液？
上厕所时	□ 小便颜色是否正常、有无血尿？ □ 大便形状有无改变、有无血丝？ □ 大便时有无疼痛感、下坠感？ □ 会阴部是否有不适感？ □ 停经或性生活后，阴道是否有出血现象？ □ 白带是否混有血性分泌物、有无腥臭味？ □ 男性尿道口是否有溃疡结节？
日常生活中	□ 是否有长期不明原因的发烧？ □ 是否长期咳嗽，咳出的痰是否有血丝？ □ 是否食欲不振并突然消瘦，并伴有恶心呕吐？ □ 吞咽食物是否有迟缓、滞留或哽噎感？ □ 是否时有不明原因的流鼻血症状？ □ 声音有无不明原因的改变或沙哑？

防癌专家提醒

对自己出现的可疑症状提高警惕，有助于及早发现癌症。不过，必须明白自检目的，不要因此而产生紧张情绪。

肥胖者真的容易得癌症吗

众所周知，肥胖对人体健康的危害很大。肥胖不仅是诱发心脑血管疾病的导火索，而且容易导致癌症的发生或加速癌症的进展。世界卫生组织的统计数据显示，目前肥胖已成为继吸烟之后的第二大重要致癌因素。美国医学专家研究指出，体重超过理想体重的 40%，会增加罹患胃癌、胆囊癌、直肠癌、肾癌、宫颈癌及乳腺癌等癌症的风险。

为什么胖人易患癌

1. 过度肥胖容易引起内分泌失调及激素失衡。通常情况下，肥胖女性体内的雌激素水平比普通女性要高，而过高的雌激素，恰恰是造成某些癌症的元凶。比如，雌激素的水平越高，女性患子宫内膜癌和绝经后乳腺癌的危险就越大。

2. 肥胖者多存在高胰岛素血症及高胆固醇血症，使机体的免疫能力下降，所以癌症的发生率就相对较高。

如何判断是否肥胖

控制体重可促进身体健康，不仅能有效预防多种慢性病（如动脉粥样硬化、高血压、糖尿病等），还能减少患癌的风险。那么，该如何科学判断自己是否肥胖呢?

BMI 值测定法

鉴于个人身高与体形的差异，衡量肥胖目前多以 BMI 值（体质指数）作为依据。

$$\text{BMI值}=\text{体重（千克）}\div[\text{身高（米）}]^2$$

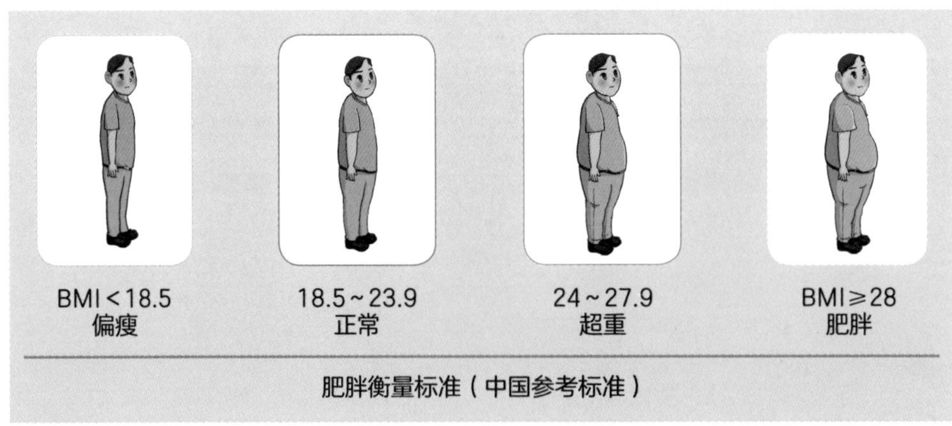

肥胖衡量标准（中国参考标准）

全素食可以防癌抗癌吗

素食者患癌风险低

牛津大学癌症研究中心进行了一项大规模的比较研究，结果显示：素食者患癌症的概率比肉食者低 12%，素食者患胃癌和膀胱癌的风险较低。

素食之所以有助于防癌，是因为素食的脂肪及胆固醇含量较低，且含有丰富的膳食纤维、维生素、矿物质与抗氧化剂，可有效避免胆固醇堆积、防止肥胖，还可帮助肠胃蠕动、促进排便，帮助身体新陈代谢，从而降低癌症的发生概率。

另外，蔬菜水果中含有丰富的植物性化学成分，可以降低患癌风险，且蔬菜水果的热量较低，食用后易有饱足感，能够帮助控制体重。

营养均衡最重要

素食固然好，但如果长期全素食，由于蛋白质和脂肪严重不足，容易导致营养不良，使身体免疫力降低，导致各种疾病的发生，其中也包括恶性肿瘤，尤其易诱发消化道肿瘤。医学研究已经证明，蛋白质不足是胃癌发生的一个重要诱因。

因此，素食虽然有益身体健康，但不宜长期全素食。营养专家建议，最好选择蛋奶素食。每天喝 1 ~ 2 杯牛奶，或吃 1 ~ 2 个鸡蛋，这样可以有效补充全素食者缺乏的营养素，让饮食更加均衡。

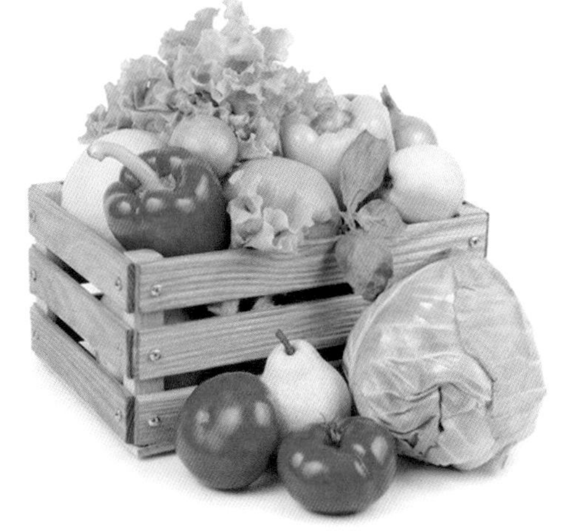

防癌专家提醒

癌症患者在接受治疗（比如手术、放射治疗，或是化疗）过程中，不宜只吃素，尤其不能全素饮食。因为全素饮食往往缺乏蛋白质，但接受癌症治疗的患者对蛋白质的需求比一般人更高。

怎样吃肉才健康、防癌

生活中，很多人总觉得肉类食物更有营养，甚至有人“无肉不欢”。殊不知，这必然会埋下健康隐患!

肉类食物的饱和脂肪酸、胆固醇含量高，摄入太多会引起多种疾病。美国饮食协会（ADA）指出：“偏爱肉食会增加罹患某些慢性衰退性疾病的风险，如肥胖、冠状动脉疾病、高血压、糖尿病和某些类型的癌症。”

不过，日常生活中，我们为了摄取充足的营养，肉类是不可缺少的，且荤素搭配才是科学的饮食方式。那么，怎样吃肉才健康、有助于防癌呢?

尽量吃“白肉”

“白肉”是指鱼、虾、鸡肉、鸭肉等，“红肉”是指猪肉、牛肉、羊肉、兔肉等。相比较而言，“白肉”比“红肉”更健康。“白肉”的脂肪含量低，不饱和脂肪酸含量较高，营养成分容易被人体吸收，对于预防癌症有着重要作用。流行病学研究发现，经常吃“红肉”的人群患结肠癌、直肠癌、乳腺癌、前列腺癌等癌症的危险性会增高。

因此，在日常饮食中，我们应该尽量选择吃“白肉”。当然，“红肉”也不是不能吃，而是要适量吃，并且尽量选择瘦肉。

肉类防癌关键营养素一览

营　养　素	防癌抗癌功效	代表肉类
磷脂类	分解血管中过多的血脂和胆固醇，并能保证正常细胞的生长	鸡肉
脂肪酸	降低胆固醇，防止心脑血管疾病	鸭肉
ω-3 脂肪酸	调节血脂和胆固醇，预防血栓形成，还能增强细胞免疫功能	鱼肉
卵磷脂	抑制血小板凝聚，防止血栓形成，预防多种慢性病	鹌鹑肉
苯丙氨酸	抑制肿瘤生长，降低药物副作用	鹌鹑肉

控制食用量

按照合理的饮食标准，每天最好吃一次肉菜，建议在午餐时吃，并且要控制肉类的食用量。最新《中国居民膳食指南》推荐成人每周肉类摄入量：鱼虾 280 ~ 525 克，畜禽肉 280 ~ 525 克，蛋类 280 ~ 350 克。

健康食用方法

一般肉类适合炒、炖、炸、煎、烤、蒸等，那么什么样的烹调方式更健康呢？其实，食用肉类时不宜采取油炸、烧烤等方式，而应选择炖、煮、蒸等烹饪方式，并且还要减少脂肪的摄取。

减少肉类脂肪的烹调方法

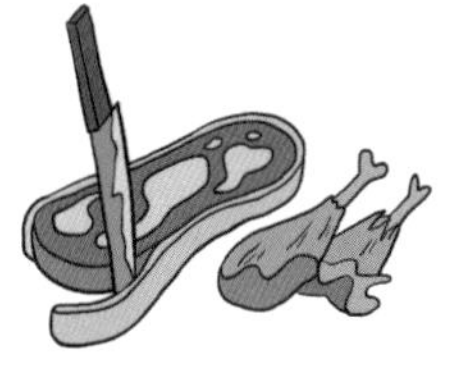

①去掉肥肉或鸡皮
肥肉和鸡皮等部位油脂多，烹调前最好去掉。

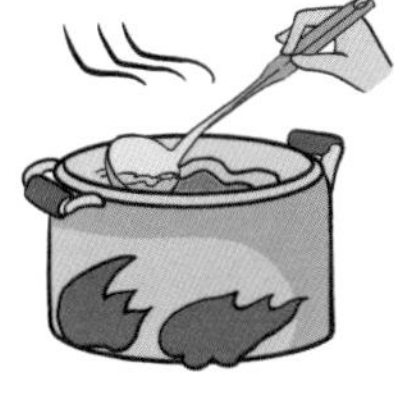

④撇去水面油脂
烹调肉类时，水面会出现一层油脂，最好撇去。

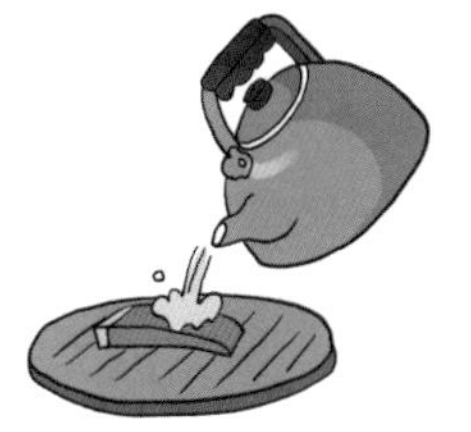

②淋烫去油脂
油脂多的肉类用热水淋烫，可使其中的一些脂肪溶出。

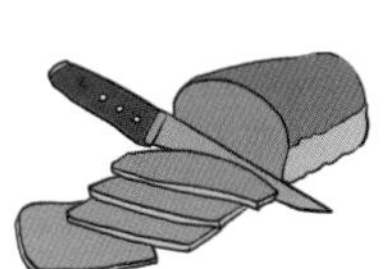

⑤宜切成薄片
将肉切成薄片，可以增加表面积，在烹调时更容易去除油脂。

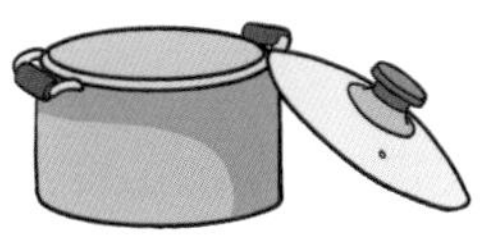

③用电锅或蒸锅
用电锅或蒸锅加热，有助于去除一些油脂。

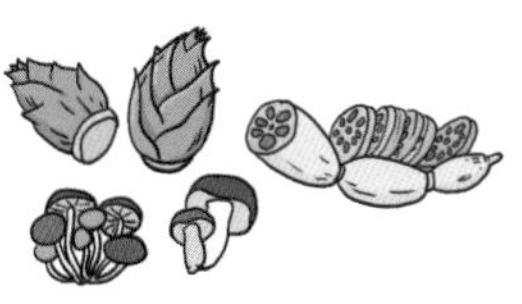

⑥配合高纤维食材
烹调肉类时，可以搭配菌类、竹笋、莲藕等高纤维食物，它们能吸收肉类中的一部分脂肪。

世界癌症研究组织推荐的防癌食物有哪些

美国癌症研究所（AICR）推荐的抗癌食物

1. 苹果
2. 蓝莓
3. 西蓝花等十字花科蔬菜
4. 樱桃
5. 胡萝卜
6. 咖啡
7. 蔓越莓
8. 亚麻籽
9. 西柚
10. 大豆
11. 茶
12. 核桃
13. 全麦

日本国立癌症研究所公布的防癌蔬菜

1. 熟红薯
2. 生红薯
3. 芦笋
4. 菜花
5. 卷心菜
6. 西蓝花
7. 芹菜
8. 茄子皮
9. 柿子椒
10. 胡萝卜
11. 金针菜
12. 荠菜
13. 苤蓝
14. 芥菜
15. 苋菜
16. 番茄
17. 大葱
18. 大蒜
19. 黄瓜
20. 大白菜

Part 1

调免疫、促排毒，防癌首先要强健体魄

免疫系统是人体健康的重要防线，能帮助人体抵御病毒、细菌、污染物质及疾病的侵袭，还可识别和清除体内发生突变的肿瘤细胞、衰老细胞、死亡细胞等。此外，做好机体的排毒工作，能够提升机体的免疫力，有效预防癌症。

免疫力——抵御病原体，清除癌细胞

简单来说，免疫力是人体自身的防御机制，是保护人体不受病原微生物侵袭的能力。免疫力主要有三大功能：防御、清洁和监控。

防御能力

保护机体不受侵害，帮助机体消灭外来细菌、病毒等。

清洁能力

不断清除衰老、损伤、死亡的细胞，保持人体的净化更新。

监控能力

及时识别和清除染色体畸形或变异的细胞。

免疫力就像一支保卫身体系统的军队，正常情况下，或许你感受不到它的存在，但当人体受到细菌或病毒攻击时，它就会奋起反抗。可以说，癌症与免疫力有着密切的关系。

免疫力低下时，身体就会处于亚健康状态，常表现为体质虚弱、精神萎靡、疲乏无力、食欲降低、睡眠障碍、容易感染或伤口不易愈合等。这就是台湾医学博士庄淑旗所说的“癌前体质”，如果不积极改善这种亚健康状态，可能离癌症就不远了。

即使不受致癌因素的影响，人体内也有少量的癌细胞，而免疫系统可以控制和消灭掉它们。如果人体免疫系统正常，它就能及时地识别、清除这些“非正常的细胞”，预防癌症的发生。

如果免疫力下降，健康状况不佳，那么免疫机制就不能及时识别、处理癌细胞，导致癌细胞大量增生、不断分化累积，癌症发生就成了早晚的事。也就是说，只要免疫系统够强大，并远离致癌因子的持续威胁，癌细胞就不会泛滥成灾，我们就会远离癌症。

可见，免疫力是防癌的关键。所以日常生活中，我们要提高自身的免疫力。许多研究证实，提升免疫力的最好方法就是合理饮食，给免疫系统提供充分的养料，从而提升它的防御机制。

免疫力小测试

这项测试有助于我们大致了解自己免疫力的强弱程度。请用“是”或“否”回答下列问题。

1. 你经常进行体育锻炼吗？（ ）
2. 冬天，你常冻伤手脚吗？（ ）
3. 你是个宽容、不苛求的人吗？（ ）
4. 你一年患感冒不少于 4 次吗？（ ）
5. 身体有点毛病就得吃药吗？（ ）
6. 你的食谱里包括大量的蔬菜、水果吗？（ ）
7. 你是个善于交际、有许多朋友的人吗？（ ）
8. 你对爱情感到很满意、对家庭生活感到很幸福吗？（ ）
9. 你喜欢新鲜空气、经常散步吗？（ ）
10. 你吸烟或酗酒吗？（ ）
11. 你在饮食上注意营养搭配吗？（ ）
12. 你已经很久没有旅游了吗？（ ）
13. 你很注意自己的体形吗？（ ）
14. 你经常以车代步吗？（ ）
15. 你经常熬夜、昼夜颠倒吗？（ ）
16. 你每天喝超过 1000 毫升的水吗？（ ）
17. 你感觉工作很紧张、家务也很繁重吗？（ ）
18. 你更愿意宅在室内，不愿意到户外活动吗？（ ）

分数统计：

1、3、6、7、8、9、11、13、16 题，回答“是”得 1 分，否则不得分；

2、4、5、10、12、14、15、17、18 题，回答“否”得 1 分，否则不得分。

结果判定：

1 ~ 6 分：你的免疫力较差，需要免疫学专家的帮助，否则无法增强抵抗力。

7 ~ 12 分：你的免疫系统有些问题，应尽快改变生活方式和饮食习惯。

13 ~ 18 分：你的免疫力很强，疾病绕着你走，即使有点不舒服，也容易恢复。

五大营养素，有效提升免疫力

人的免疫功能与营养摄取的情况密切相关，任何一种营养素摄入不足都会对人体免疫系统造成直接或间接的影响。只有各种营养素搭配合理，才能保证人体免疫系统的正常运行。

人体所需要的基本营养素有蛋白质、碳水化合物（糖类）、脂肪、维生素、矿物质、膳食纤维和水七大类。本节将一一介绍蛋白质、碳水化合物、脂肪、维生素及矿物质五大营养素（膳食纤维详见 P33 ~ 41，水详见 P31 ~ 32）。

蛋白质

蛋白质是构成人体最重要的营养物质之一。人体的免疫系统能发挥作用，主要靠蛋白质。蛋白质是构成白细胞、淋巴细胞、巨噬细胞等免疫细胞的主要物质，充足的蛋白质可使免疫细胞和免疫蛋白数量迅速增加，提高人体免疫力，有效防止病菌入侵。

蛋白质的食物来源

类别	食物
动物性食物	猪肉、牛肉、羊肉、鸡肉、鸭肉、鹌鹑肉、鱼肉等
豆类及豆制品	黄豆、豆腐、豆浆等
奶类及奶制品	牛奶、羊奶、酸奶、奶酪等
蛋类	鸡蛋、鸭蛋、鹅蛋、鸽蛋、鹌鹑蛋等

需要注意的是，人体对蛋白质的需求量会随健康状态、年龄、体重等各种因素的变化而变化。下表是不同年龄段的人所需蛋白质的指数。

不同年龄段的蛋白质指数

年龄（岁）	1 ~ 3	4 ~ 6	7 ~ 10	11 ~ 14	15 ~ 18	19 以上
指数	1.80	1.49	1.21	0.99	0.88	0.79

一个人一天所需要的蛋白质克数为：年龄对应的蛋白质指数 × 体重（千克）。

例如：某人体重 50 千克，年龄 18 岁。那么，他一天所需要的蛋白质量为：0.88×50=44 克。

碳水化合物

碳水化合物是人体热量的重要来源，也是细胞结构的主要成分和主要供能物质。碳水化合物参与细胞的组成和多种活动，有调节细胞活动的重要功能，具有提高人体免疫力的作用。

然而生活中，有些人为了追求身材苗条，不吃米饭、馒头等主食，以控制碳水化合物的摄入来达到减肥的目的。其实，这种做法对身体健康不利。

如果碳水化合物摄入不足，血糖浓度下降，脑细胞功能可能受损，容易造成功能障碍，并出现头晕、心悸、出冷汗等情况。身体内热量供给不足，也会导致全身无力、精神疲乏、免疫力低下等。

当然，碳水化合物的摄入也不可过多，否则它就会转化成脂肪贮存于体内。

根据目前我国膳食碳水化合物的实际摄入量和世界卫生组织、联合国粮农组织的建议，我国健康人群的碳水化合物摄入量应控制在总热量摄入的 55% ~ 65%。

但是，每人每天摄入的热量个体差异较大，年龄、体重、劳动强度、健康状况以及气候变化都会影响热量的摄入。因此，很难准确限定碳水化合物的日摄入量。

不过，根据经验，成人平均每天摄入富含碳水化合物的主食量不应高于 500 克，以 250 ~ 400 克为宜。

碳水化合物的食物来源

类别	食物
谷物	水稻、小麦、玉米、大麦、燕麦、高粱等
蔬菜	胡萝卜、红薯、土豆等
水果	甘蔗、甜瓜、西瓜、香蕉、葡萄等
坚果	核桃、花生等

脂肪

许多人谈脂肪色变，认为其是肥胖、高血压、心脏病等疾病的重要诱因，因此在饮食上一味拒绝脂肪。其实，脂肪在人体代谢中发挥着重要作用，有助于提升免疫力。

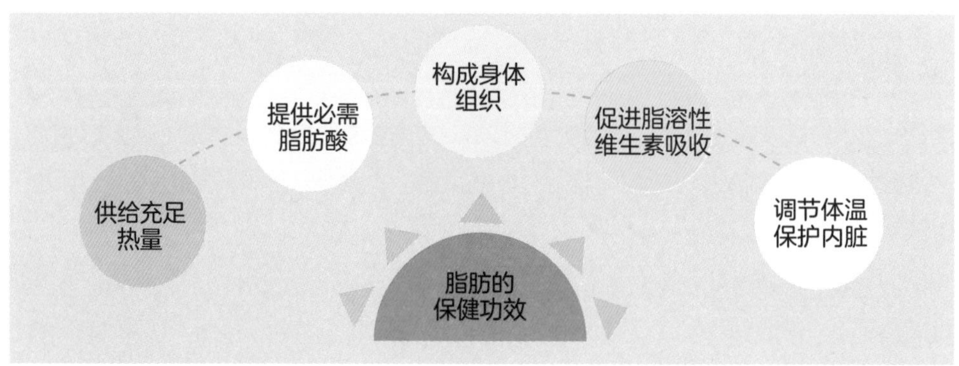

脂肪由甘油和脂肪酸组成，其性质和特点主要取决于脂肪酸的形式，不同食物中的脂肪所含有的脂肪酸种类和含量均不一样。谷类食物的脂肪含量较少（0.3% ~ 3.2%），

蔬菜类大都在 10% 以下。膳食中主要的脂肪来源是肉类食品和烹调油。

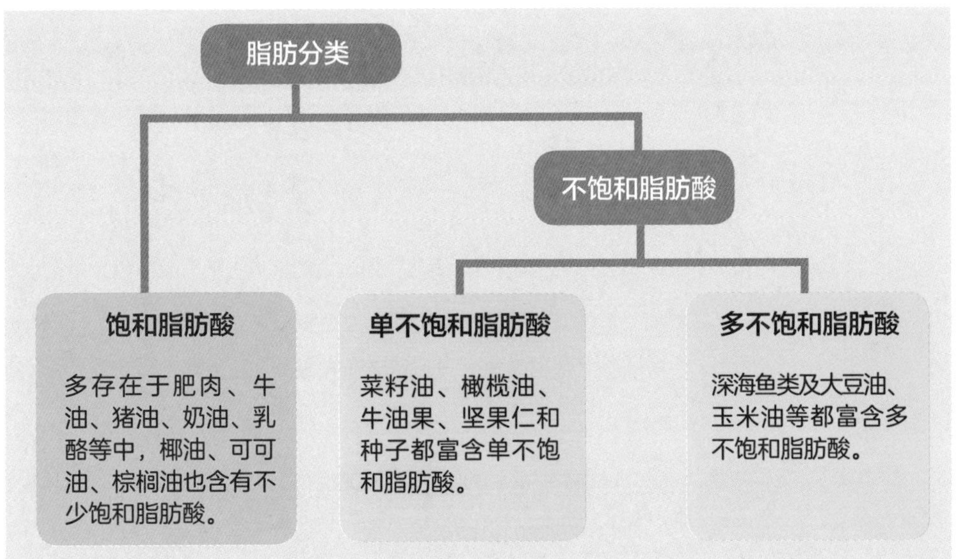

需要提醒的是，当脂肪摄入过多而机体不能及时代谢时就会对健康有害。因此，脂肪的摄入一定要适量。在摄入多少脂肪的问题上，中国营养学会建议健康成年人膳食脂肪提供的热量应占全天摄入总热量的 20%～30%。一个人一天所需要的脂肪克数为：

总热量 ×（20%～30%）÷9（每克脂肪的热量）

注：根据世界卫生组织出版的《热量和蛋白质摄取量》一书，一个健康的成年男性每天需要 1980～2340 千卡的热量，女性则需要 1800～1900 千卡的热量。

维生素

维生素是维持人体生命活动必需的营养素，也是保持人体健康的重要活性物质。虽然维生素既不参与构成人体细胞，也不为人体提供热量，并且人体对它的需求也很少，但它是人体健康不可缺少的。

维生素与免疫力的关系不容忽视。维生素缺乏会导致机体的免疫功能降低、防御能力减弱、对感染性疾病的抵抗力降低。其中，维生素 A、维生素 B_6、维生素 C、维生素 E 与免疫力的关系最为密切。

维生素 A 有助于维持免疫系统功能正常，对病菌（尤其是呼吸道病菌）有较强的抵御能力；维生素 B_6 可降低血液胆固醇含量，缺乏时易引起免疫系统的退化；维生素 C 能刺激机体制造干扰素来破坏病毒以减少白细胞与病毒的结合，保持白细胞的数目；维生素 E 能增加抗体，以清除病毒、细菌，还能维持白细胞的恒定，防止白细胞的细胞膜产生过氧化反应。

几种常见维生素推荐摄入量与食物来源

名　称	摄入量（成人/天）	食物来源
维生素 A	男性 800 微克 女性 700 微克	详见 P43
维生素 B_6	1.4 毫克	全麦、糙米、燕麦、荞麦、畜肉、禽肉、鱼类、蛋类、葵花子、核桃、花生、土豆、胡萝卜、苹果、香蕉等
维生素 C	100 毫克	详见 P54
维生素 E	14 毫克	详见 P64

（以上数据来源于《中国居民膳食营养素参考摄入量》2013版）

矿物质

矿物质又称无机盐，是构成人体组织和维持正常生理活动的重要物质。矿物质可以分成两类：一类是含量较多的常量元素，如钙、镁、钠、钾、磷等；还有一类是含量较少的微量元素，如铜、铁、锌、锰、硒、碘、钼等。

矿物质与免疫功能的关系也十分密切，不仅直接影响免疫器官的发育，对于维持免疫器官的结构和功能也起着重要作用。当体内缺乏矿物质时，会出现免疫功能减退、抗病力下降等一系列问题。

比如：钙不仅是骨骼和牙齿的重要成分，还能促进生长发育，改善免疫系统；缺铁会降低体内吞噬细胞的活力，还会导致缺铁性贫血；锌是人体合成多种酶的催化剂，一旦缺乏会导致人体内的白细胞活性降低；镁是人体吸收钙质的好帮手，摄取充足有助于预防多种慢性病（如高血压、糖尿病、心肌梗死等）；缺碘不仅会造成免疫力低下，还会引发甲状腺肿大（大脖子病）。

几种常见矿物质推荐摄入量与食物来源

名　称	摄入量（成人/天）	食物来源
钙	800 ~ 1000 毫克	虾皮、骨头、贝类、油菜、小白菜、豇豆、海带、紫菜、大豆及豆制品、奶类、蛋黄、花生、榛子、芝麻等
铁	男性 12 毫克 女性 20 毫克	动物内脏、猪血、猪瘦肉、牛肉、羊肉、菠菜、芥菜、豌豆、扁豆、小白菜、雪里蕻、黑木耳、豆类、葡萄干等
锌	男性 12.5 毫克 女性 7.5 毫克	详见 P81
镁	330 毫克	详见 P86
碘	120 微克	详见 P91

（以上数据来源于《中国居民膳食营养素参考摄入量》2013版）

均衡膳食“金字塔”，你吃对了吗

我们通过吃饭来满足身体的营养需求，这个简单的道理人人皆知。但要想活得好、不生病，你就必须选择适宜的食物。那么，健康饮食应该吃什么、吃多少呢？均衡膳食“金字塔”可以帮你合理搭配饮食，提升免疫力。

营养学家结合中国居民的膳食结构特点，制订了均衡膳食“金字塔”。“金字塔”共分 5 层，包含我们每天应吃的主要食物种类及数量。

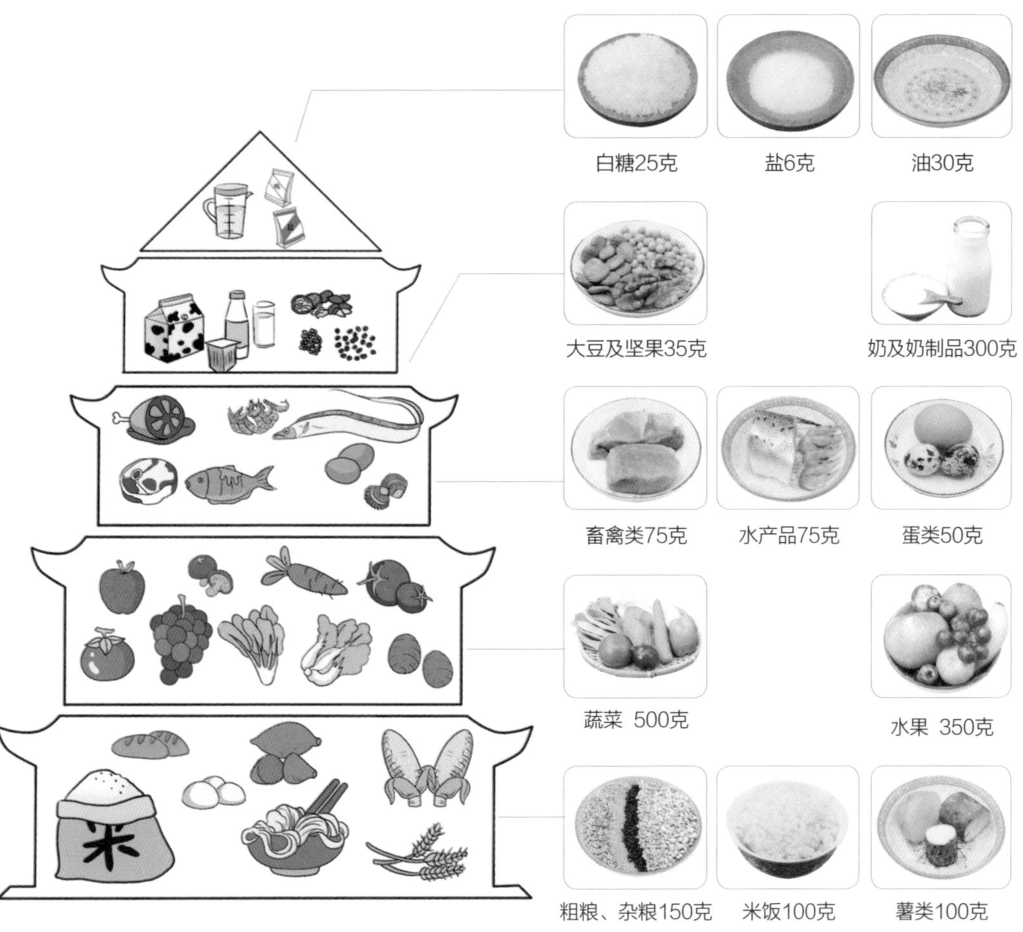

“金字塔”的最底层是谷薯类食物。这类食物作为主食，是热量的主要来源。每日的推荐量为 250 ~ 400 克，其中粗粮、杂粮的合理量为 50 ~ 150 克，薯类为 50 ~ 100 克，其余为精米精面。因不同的谷物所含营养成分不同，所以最好坚持粗、细粮搭配。

“金字塔”的第二层是蔬菜和水果。这类食物是人体维生素、矿物质和膳食纤维的主要来源，每天应该多吃一些。蔬菜每日推荐食用量为 300 ~ 500 克，深色蔬菜应占一半；水果每日推荐食用量为 200 ~ 350 克，果汁不能代替新鲜水果。

“金字塔”的第三层是动物性食物，包括肉、蛋、鱼等。畜禽类每日推荐食用量为 40 ~ 75 克，水产品每日推荐食用量为 40 ~ 75 克，蛋类每日推荐食用量为 40 ~ 50 克。动物性食物摄入要适量，优先选择鱼和禽，少吃肥肉，不吃烟熏及腌制肉。需要指出的是，鸡蛋和牛奶不能代替肉类的营养作用。

“金字塔”的第四层是奶及奶制品、大豆及坚果。奶及奶制品每日推荐食用量为 300 克，大豆及坚果每日推荐食用量为 25 ~ 35 克。

“金字塔”的塔尖为油、盐、糖等。油每日推荐食用量为 25 ~ 30 克，最好是植物油；盐每日推荐食用量控制在 6 克以内，少吃腌制食品；控制糖的摄入量，每日摄入不超过 50 克，最好控制在 25 克以内。日常饮食宜清淡，少吃油炸、高盐食品。

由此可见，我们每天的膳食应包括谷薯类、蔬菜水果类、畜禽鱼蛋奶类、大豆坚果类等食物。

在日常饮食中，我们应按照这个均衡膳食“金字塔”，合理搭配饮食，增强身体素质，提升免疫力，这是防癌抗癌的重要饮食原则之一。

权威推荐：多吃食物，少吃食品

台湾抗癌专家陈月卿指出，“多吃食物，少吃食品”是健康饮食的重要原则。那么，什么是食物，什么是食品呢？

食物

是没有加工或粗加工的天然食物，如面粉、各种稻米和生肉等。

食品

多由食物加工而来，食用起来方便，如面包、蛋糕、熟肉制品等。

生活中，很多人工作忙，为了节省时间或减少麻烦，往往青睐于加工食品。不过，医学专家指出，腌、熏、晒、炸等方法处理过的加工食品吃多了，不利于身体健康，还有可能诱发癌症。

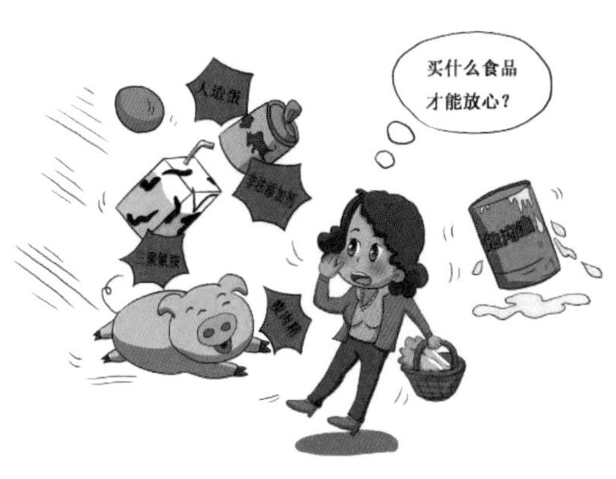

天然食物中含有丰富的营养成分（如维生素和矿物质），能满足人体基本需要，合理搭配食用可以增强人体免疫力，防止疾病的发生。

而食品多是把食物压碎、磨碎，加以烘、烤、炸、蒸、煮、高温杀菌再消毒，然后再加入各种增味剂、增稠剂、发酵剂、甜味剂、防腐剂和各种色素制作而成的。这样的加工方式不仅会破坏食物里原有的植物纤维、矿物质等，使食物变得没什么营养，还会产生一些致癌物。比如腌菜中容易产生致癌的亚硝酸盐；炸油条如果局部油温过高，就可能会产生致癌物苯并芘和丙烯酰胺。

此外，有些食物在加工处理过程中，还会除掉本身含有的许多抗癌要素（如谷胱甘肽）。

因此，在日常饮食中，建议大家要“多吃食物，少吃食品”，以提高身体免疫力，降低癌症的发生率。

防癌专家提醒

反复冷冻肉类会产生致癌物质。对已解冻的肉类，最好尽快加以烹调并将其吃完，不要解冻后再放到冰箱里冷冻。

吃对一日三餐，免疫力自然强

一个人免疫力的强弱，与一日三餐有着很大的关系。若一日三餐安排得不合理，容易造成膳食中的营养搭配失衡，从而难以保证正常免疫功能的基本需求。另外，暴饮暴食、吃得过饱等不良饮食习惯，也会影响人体的免疫功能。

早餐

生活中，由于各种原因，许多人早餐常常随便吃一点，甚至不吃。殊不知，经常不吃早餐会导致身体免疫力下降。所以不管再怎么忙，我们也要吃早餐。那么，如何健康吃早餐呢？

早餐最佳时间： 7:00 ~ 8:00 最合适，并且早、午餐间隔 4 ~ 5 小时为宜。

早餐吃什么： 早餐的食物应种类多样，主食、蛋奶、蔬菜和水果应合理搭配。

早餐吃多少： 早餐所摄取的热量应占全天总热量的 25% ~ 30%。

早餐“四不宜”：

1

不宜吃干硬、刺激性食物

通常情况下，人起床后食欲不佳，所以早餐不宜进食干硬、刺激性大的食物，否则易导致消化不良。早餐应吃些温热、柔软的食物，如牛奶、豆浆、面条、馄饨、粥等。

2

不宜边走边吃

很多上班族早晨都很匆忙，经常在路边买份早餐，一边走路一边吃，其实这样对肠胃健康不利，不利于消化和吸收。此外，边走边吃早餐也不卫生，有可能病从口入。

3

不宜常吃油条

油条经油炸后，营养素被破坏，属于高油脂、高热量、难消化的食品，不宜长期食用。每周食用油条最好不要超过 2 次。

4

不宜剩饭作早餐

有些人为了省事，会把前一晚的剩饭剩菜加热作早餐。炒熟的蔬菜放置一夜后，容易产生一种叫亚硝酸盐的致癌物质，食用后不利于人体健康。

营养学家指出，健康早餐应该荤素搭配、干稀适当、营养全面。在此，推荐以下几款营养早餐。

1. 鸡蛋挂面 + 苹果 + 酸奶：这是一份高蛋白、低脂肪早餐。

2. 瘦肉炒米粉 + 牛奶 + 香蕉：这份早餐富含碳水化合物、蛋白质、脂肪、维生素等。

3. 花卷 + 豆浆 + 鸡蛋 + 香蕉：这份早餐的搭配能满足热量和营养的需求。

4. 酸奶 + 肉包 + 蔬菜：荤素搭配、营养全面，酸奶富含乳酸菌。

午餐

午餐不仅要补充上午消耗的热量，还要保证下午的工作精力和效率，因此午餐不仅要吃饱，更要吃好。然而，现在人们生活节奏过快，午餐时间紧张，于是方便、快捷的外卖盒饭就成了很多人的首选。然而这种午餐往往存在着很多问题，比如缺乏营养、热量过高等，长此以往，对健康非常不利，容易导致早衰、胆固醇增高、肥胖等。

那么，如何健康吃午餐呢？

午餐最佳时间：11:00 ~ 13:00 比较适宜，并且午餐时间最好每天都一致。

午餐吃多少：午餐所摄取的热量应占全天总热量的 40%。

午餐吃什么：主副搭配，主食要占午餐总热量的 60% 以上；荤素搭配，二者的最佳比例应该在 1:4 ~ 1:3；粗细、营养也要搭配。

午餐“四不宜”：

1

不宜只吃水果蔬菜

有些人午餐常常只吃一些水果或蔬菜。殊不知，大部分水果和蔬菜的铁、钙含量较少，如果长期拿水果当正餐吃，很容易导致营养不均衡，降低身体免疫力。

2

不宜零食打发

有些上班族为了图方便，中午只吃面包、泡面、饼干，最多再加杯牛奶。殊不知，长此以往，会导致营养失衡，免疫力下降，容易诱发疾病。

3

不宜大鱼大肉

午餐不要总吃高脂肪、高糖分、高热量的食物，要控制好饮食的总热量。可以适当多吃一些新鲜的水果、蔬菜以及粗粮。

4

不宜“秒杀”午餐

为了赶时间，很多人养成了“秒杀”午餐的不良习惯，这样会给肠胃造成危害，容易使肠胃患病，并且不利于营养的吸收。

午餐要尽可能多变换花样，不要为了省事总是吃一种食物。在此，营养专家推荐了几款营养午餐。

1. 糙米饭 + 拌蘑菇 + 生菜沙拉 + 红烧鲤鱼 + 海带豆腐汤 + 酸奶、香蕉（饭后点心）：饭后点心宜午饭后 2 小时再吃。

2. 米饭 + 海蜇拌菠菜 + 西蓝花炒牛肉 + 番茄鸡蛋汤 + 酸奶、草莓（饭后点心）。

3. 花卷 + 拌黄瓜 + 土豆烧牛肉 + 虾皮紫菜汤 + 酸奶、猕猴桃（饭后点心）：花卷可以换成馒头、发糕或面条，拌黄瓜也可换成其他凉菜。

4. 二米饭 + 清炒白菜 + 肉末烧豆腐 + 紫菜蛋花汤 + 酸奶、苹果（饭后点心）。

晚餐

相信很多人一天中吃得最好的应该是晚餐了，因为晚餐时间最充裕，菜肴也会比较丰盛。但俗话说“晚餐少一口，能活九十九”。晚上人的活动量少，吃得过饱容易造成脂肪堆积，从而引起肥胖，还会引起人体生物钟紊乱，导致失眠。

那么，如何健康吃晚餐呢？

晚餐最佳时间：18:00 左右最好，尽量不要超过 20:00。

晚餐吃什么：晚餐要清淡、易消化，宜吃些粥、面条、素馅包子、凉拌小菜、蔬菜汤等。

晚餐吃多少：晚餐所摄取的热量应不超过全天总热量的 30%。

晚餐“四不宜”：

1

不宜太丰盛

如果晚餐太丰盛，食用过多高蛋白、高脂肪的食物，会增加肠胃负担，影响消化，还易使血脂沉积在血管壁上，为动脉粥样硬化和血栓埋下隐患。

2

不宜吃太饱

人们在晚上活动量较少，热量消耗较少。如果晚餐吃得太饱，会加重肠胃负担。一般来说，晚餐吃七分饱就可以满足身体所需。

3

不宜吃甜品

过于甜腻的食物容易增加肠胃负担，且晚上活动量较少，糖分不容易在体内分解，会转化为脂肪，易导致肥胖。

4

不宜省去晚餐

有些人为了减肥而不吃晚餐。殊不知，不吃晚餐会产生饥饿感，使消化系统活跃，给大脑发出“要吃饭”的信号，影响睡眠。另外，人体新陈代谢的速度也会相对减慢。

晚餐一定要偏素，尽量减少过多的蛋白质、脂肪类食物的摄入，尤其应食用一些五谷杂粮、新鲜蔬菜。在此，推荐以下几款营养晚餐。

1. 黑米紫米粥 + 番茄土豆汤：一碗综合谷物粥加一份蔬菜汤是健康晚餐的好选择。
2. 小米粳米粥 + 尖椒土豆片：晚餐不要太复杂，以简单素食为主。
3. 荞麦饼 + 醋熘土豆丝 + 青菜豆腐汤：这款晚餐富含膳食纤维，干稀搭配。
4. 紫菜面条汤 + 拌三丝：拌三丝由土豆丝、海带丝和胡萝卜丝搭配组成。

体内“毒素”是致癌的根源

体内有哪些毒素

简单来说，人体内的毒素可分为内源毒素和外源毒素。

内源毒素：人体内在糖、蛋白质、脂肪代谢过程中产生的废物及有害物质，如乳酸、尿酸、自由基、多余脂肪、坏死细胞等。

外源毒素：外在环境的污染所带来的有害物质，如空气污染、水污染、食品污染、辐射、噪声、病毒、细菌等。

毒素从何而来

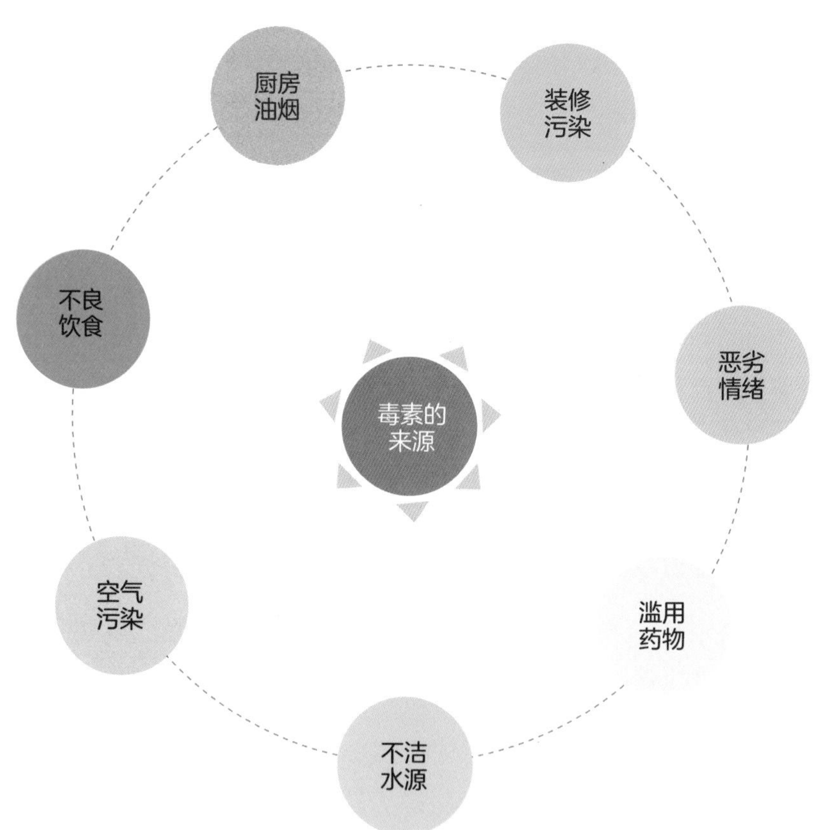

毒素是致癌的根源

不论是外来之毒，还是内生之毒，存留在体内都会侵害我们的健康。

人只要活着，就不可避免地要接触外界环境，人体不断新陈代谢，从而连绵不断地产生垃圾和毒素。正常情况下，机体有能力排泄这些垃圾和毒素；但如果体内垃圾和毒素不断积累，就会导致人体各器官和系统的负担过重，经常超负荷工作，影响正常的排泄功能，或者体内循环不畅导致局部供血供氧不足，会使免疫力下降，引发疾病。

那么，体内的毒素究竟藏在哪里呢?

80%左右的毒素在肠道中，还有 20%左右存在于毛孔、血液以及淋巴等部位。

肠道的职责是消化吸收、排泄，是人体最大的免疫器官，负责着人体 70% 以上的免疫力。也就是说，只要保证肠道清洁，毒素导致的身体危机也就解决了大半，免疫力也会大大提升。

癌症专家指出，在健康的肠道中，粪便及时被排出，不至于产生太多影响健康的内源性毒素。不过，当因饮食不当、运动不足、疾病、滥用药物等导致肠道健康失衡时，内源毒素就会累积，并随着血液运送到全身，破坏免疫系统，引发包括过敏、癌症等疾病。

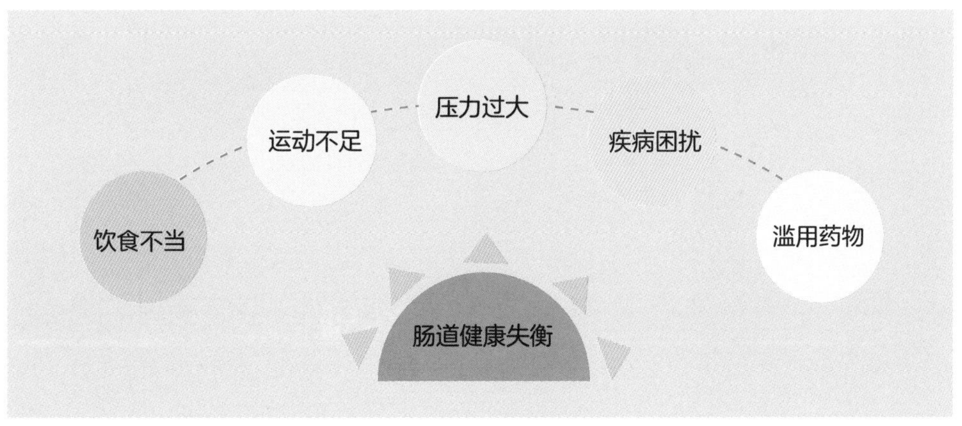

测一测：你的体内藏毒了吗？

自测内容

□ 经常感冒。

□ 胃口不好，吃得很少。

□ 经常失眠，睡眠质量较差。

□ 早晨无法在固定的时间醒来。

□ 起床后感觉四肢无力。

□ 经常便秘和腹泻。

□ 经常无缘无故叹气。

□ 爱发脾气。

□ 经常头疼。

□ 经常感觉很累，感觉胸闷气短。

□ 换季时会出现瘙痒感。

□ 容易上火，出现口干、喉痛等不适。

□ 面部皮肤粗糙。

□ 容易过敏。

□ 易发胖，注重饮食、运动也无法减肥。

□ 有口臭或体味。

□ 对气味敏感，闻到异味会恶心。

□ 经常心情不好。

□ 患有皮肤瘙痒、湿疹或其他皮肤病。

□ 经常健忘，注意力不集中。

诊断结果

1. 如果打“√”少于等于 5 个，说明你体内没什么毒素。

2. 如果打“√”超过 5 个少于 8 个，说明你的体内已经堆积了少量毒素。

3. 如果打“√”超过 8 个少于 12 个，说明你的体内已经堆积了较多毒素。

4. 如果打“√”超过 12 个，说明你的体内已经堆积了大量毒素，若不及时排出，极有可能导致不适和诱发疾病。

这样吃，促排毒、净化内环境

食物是最好的排毒药。要想保持体内环境的清洁，我们平时不仅要避免摄入含有过多毒素的食物，还要学会利用食物给身体进行“大扫除”，及时清除体内的垃圾和毒素，净化体内环境。

在日常饮食中，我们应适当多吃一些有排毒功效的食物，比如燕麦、糙米、绿豆、冬瓜、苦瓜、大蒜、黑木耳、苹果、番茄、蜂蜜等。此外，还可以通过以下饮食法来达到排毒的目的。

生食排毒

生食法十分简单，就是从一天到几天不等的时间里，只吃生的新鲜水果或蔬菜。

生食法大大减少了食物量，使食物在人体内的淤积也大为减少，这样胃肠就能得到较好休息、恢复，排泄能力增强，有助于废物、毒素的排出。此外，生食免去了对食物的加工，可使蔬菜、水果中的营养成分免遭破坏，能更好地发挥其排毒作用。

宜生食的食物一览

宜生食的食物	胡萝卜、白萝卜、黄瓜、苦瓜、番茄、生菜、白菜、柿子椒、洋葱及各种水果等

特别提醒

生食的蔬菜和水果应选择无公害的，吃前必须反复清洗，消除可能残留的农药和化肥。

轻断食排毒

轻断食就是以低热量食物代替一日三餐，以减少热量供给，燃烧体内过剩物质（如脂肪），从而达到清除废物、净化体内环境的目的。

一般来说，轻断食后，腹中空虚，感觉饥饿，人体的排泄功能会明显增强，虽然大小肠蠕动量减少，但肠壁间的摩擦增多，这样在肠壁褶皱处长年积累的宿便就会脱落，排出体外，从而使长期停滞蓄积于体内的陈旧废物彻底排出，全身的血液得到净化。

轻断食并不是绝食，你可以隔几天轻断食一天，并逐渐缩短间隔的时间。比如一开始每月轻断食一天，慢慢地每周轻断食一天。由于每个人的身体状况不同，具体实施轻断食排毒时，要在专业人士的指导下进行，如果轻断食期间身体出现任何不适，请立即停止。

此外，轻断食排毒并非适宜所有人，以下几类人群就不适合轻断食。

青少年、儿童

孕妇和哺乳期女性

贫血、久病不愈者等身体虚弱的人

其他人群，例如有抑郁症的人，低血压、低血糖患者

特别提醒

在轻断食前几天，不要吃得太多，要渐渐减少食物的分量；轻断食结束后也不要突然恢复饮食量，而要慢慢增加，以免损伤肠胃。

科学饮水，清肠道、促排毒

你知道吗？成年人体内水分占体重的60% ~ 70%，人体血液中所含水分约占83%。水对人体健康有着极其重要的意义，参与人体消化、吸收、循环、排泄等新陈代谢的全过程，可加速营养物质的输送及毒素、废物的排泄。另外，充足的水分还可以起到稀释毒素与废物的作用。

因此，我们平时应适当多喝水，即使口不渴，也要喝水。一旦出现口渴，体内可能已经缺水了。

自我检测：你的身体缺水吗？

● 水分充足的表现：不会感到口渴，尿液清澈、不发黄，皮肤、眼睑看起来水润、不干燥。

● 缺水的表现：口干舌燥，皮肤干燥、无光泽、无弹性，小便减少、发黄，大便秘结，容易疲倦、头晕、心悸，体温偏高。

每天喝1000 ~ 1200毫升水

人体每天从尿液、汗液或皮肤蒸发等流失的水分，约是 1800 ~ 2000 毫升。扣除一日三餐由食物摄取的水分，一个成年人一般每天应该饮用 1000 ~ 1200 毫升水（相当于两瓶 550 毫升矿泉水的量）。

晨起空腹饮水

晨起喝一杯白开水（200 毫升），可以刺激肠胃蠕动，润滑肠道，排出体内毒素。

饮用淡蜂蜜水

餐后 1.5 ~ 2 小时喝一杯蜂蜜水（40 ~ 50℃温开水 200 毫升，加 10 克蜂蜜），可以补充水分、促进排毒。

水煮沸后再煮3分钟

白开水是最好的饮品，既健康又环保。不过，自来水在加工的时候，会经过氯化处理，氯与水中残留的有机物相互作用，可能会生成致癌化学物。如果水沸后立即关火或断电，就会使致癌物保留在水中。

正确做法：水煮沸后打开盖子再煮约 3 分钟，使水中的有害物质充分挥发。

特别提醒

自来水不要反复煮沸，因为水被反复煮沸后，其中的亚硝酸盐含量会升高。常喝这样的水，亚硝酸盐会在体内沉积，容易引起中毒，甚至癌变。

每日饮水时间推荐

每日饮水时间表

时　间	功　效	注意事项
7:00	及时补充夜晚流失的水分，清肠排毒，促进血液循环	可以喝白开水，200 毫升即可
8:30	开始工作，此时喝一杯淡蜂蜜水更合适，有助于预防脱水	不宜用沸水冲泡蜂蜜
11:00	工作间隙一杯水，补充一上午身体流失的水分，放松情绪	不宜大量饮水，否则会影响消化
13:00	午餐后半小时喝杯水，可以促进体内食物消化，增强体质	温开水是最佳选择
15:00	经过紧张的工作，身体难免有些缺水，补水有助于消除疲劳	喝杯茶草茶也不错
17:30	下班前喝杯水，补充水分促排毒，增加饱足感，减少晚餐进食量	特别适合想减肥的人士
19:00	晚餐后一杯水，帮助消化吸收，促进排毒	餐后半小时喝水
21:00	人在睡眠时会通过汗液、尿液等流失大量水分，睡前 1 小时喝 200 毫升白开水，可防止身体缺水	不宜超过 300 毫升，以免影响睡眠

Part 2

膳食纤维，整肠道、排毒素、防肠癌

膳食纤维既不能被胃肠道消化吸收，又不能产生热量，但却具有十分重要的生理功能。它可以调整肠道内环境，排出毒素，保护消化系统，预防肠癌的发生。

膳食纤维是清洁肠道、预防肠癌的利器

膳食纤维有“肠道清洁工”之称，它进入肠道后，会将肠道内的“毒素”包裹起来，还能吸收水分，刺激肠胃蠕动，并软化粪便，促进粪便排出，减少代谢废物、有害物质在肠道内停留的时间，从而维持消化道健康，有效预防肠癌。

膳食纤维分类

水溶性膳食纤维 VS 不可溶性膳食纤维

分　类	特　性	主要功效	代表食物
水溶性膳食纤维	可溶解于水又可吸水膨胀，并能被大肠中的微生物酵解	延缓胃的排空时间，延缓葡萄糖的吸收，降低血液胆固醇水平	燕麦、大麦、豆类、水果、蔬菜等
不可溶性膳食纤维	不溶解于水，又不能被大肠中的微生物酵解	促进肠胃蠕动，减少废物在肠道内停留的时间，增加粪便体积、促进排便	麦麸、全谷粒、干豆类、坚果等

膳食纤维缺乏的信号

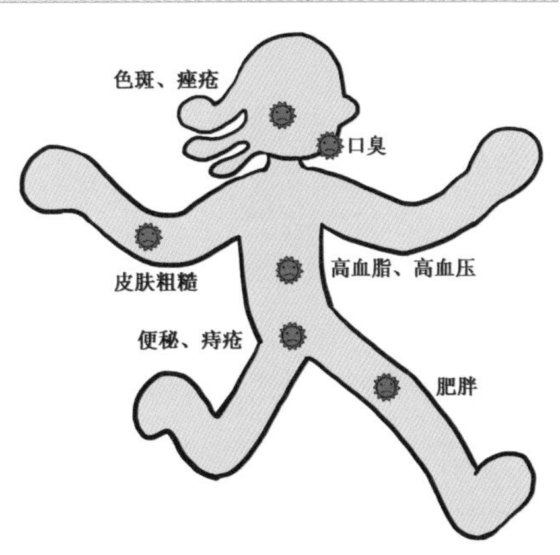

特别提醒

缺少足够的膳食纤维，容易导致肥胖。此外，膳食纤维摄入不足，易导致血管里胆固醇、脂肪堆积过多，增加患动脉粥样硬化、高胆固醇血症、高血脂、高血压等疾病的风险。

每日建议摄入量

中国营养学会建议，成人每天膳食纤维的摄入量为 25~30 克，儿童则应相应减少。

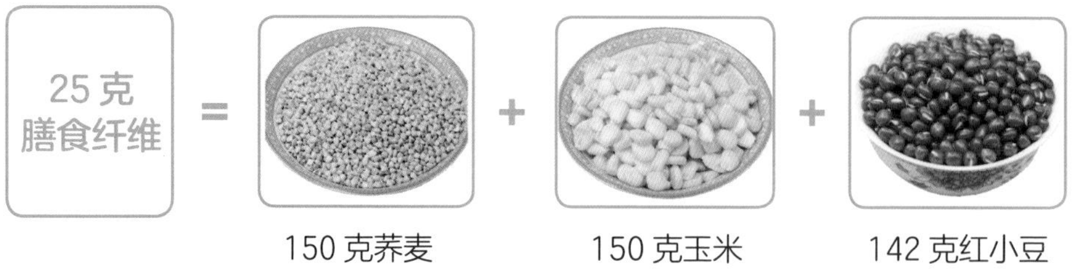

150 克荞麦　　150 克玉米　　142 克红小豆

（以上数据来源于《中国居民膳食营养素参考摄入量》2013版）

增加膳食纤维的摄入

1.多吃全谷类食物

主食应以五谷、全麦为主，比如糙米粥、全麦馒头等。

2.吃整蔬菜和水果

蔬菜最好根、茎、叶一起吃，水果最好连皮一起食用。

3.常吃薯类、根茎类食物

薯类、根茎类食物是膳食纤维的好来源，如土豆、红薯、胡萝卜等。

4.粗细粮搭配食用

食用精米白面时，宜与粗粮杂粮（如玉米、豆类、麦麸等）搭配。

特别提醒

摄入膳食纤维并非越多越好，过量摄入易影响钙、铁、锌等矿物质的吸收，还会降低蛋白质的消化吸收率。

膳食纤维的食物来源

富含膳食纤维的食物

谷物	玉米、小米、燕麦、荞麦、麦麸、大麦等
蔬菜	韭菜、芹菜、油菜、蒜苗、四季豆、胡萝卜、土豆等
水果	香蕉、橘子、橙子、苹果、草莓、梨、桃等
豆类及豆制品	豌豆、黄豆、黑豆、绿豆、红小豆等
菌藻类	银耳、黑木耳、海带、口蘑、裙带菜等

荞麦 肠道的“清道夫”

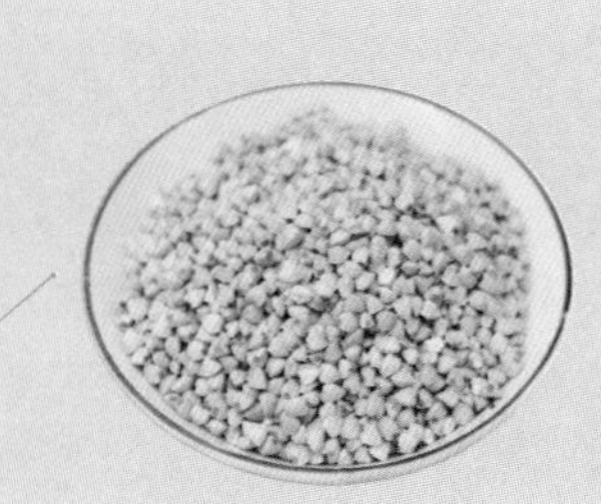

防癌有效成分：膳食纤维、维生素 P
推荐用量：每人每天 60 克
不宜人群：消化功能不佳、易腹泻者

为什么能防癌抗癌

●荞麦有肠道“清道夫”的美誉，每 100 克含膳食纤维 6.5 克，是粳米的 10.8 倍，可有效降低患直肠癌、结肠癌的风险。

●荞麦中含有丰富的维生素 P，可强化微血管，且具有一定的抗炎、抗病毒及抗癌的功效。

●荞麦中富含矿物质，每 100 克含钾 401 毫克、镁 258 毫克、钙 47 毫克、铁 6.2 毫克、锌 3.62 毫克，具有增强免疫力的作用。

这样吃防癌效果好

●荞麦宜磨成粉做成面条食用，因为这样能使其中的营养素充分溶解到汤汁中，更容易被人体消化吸收。

●用荞麦面粉和面的时候，建议加入一些细粮，可弥补荞麦面粉延展性和弹性差的缺点，还能有效改善口感。

●荞麦比较硬，直接煮粥不易熟，宜先泡水数小时再煮，这样更有利于营养的释放。

有益防癌抗癌的搭配

荞麦+蜂蜜=润肠、通便

●荞麦可宽肠通便，蜂蜜有解毒润肠的作用，两者搭配有助于促排毒、防便秘、预防肠癌。

荞麦+粳米=营养均衡

●荞麦中赖氨酸含量低，而粳米中赖氨酸含量较高，两者粗细搭配、营养互补。

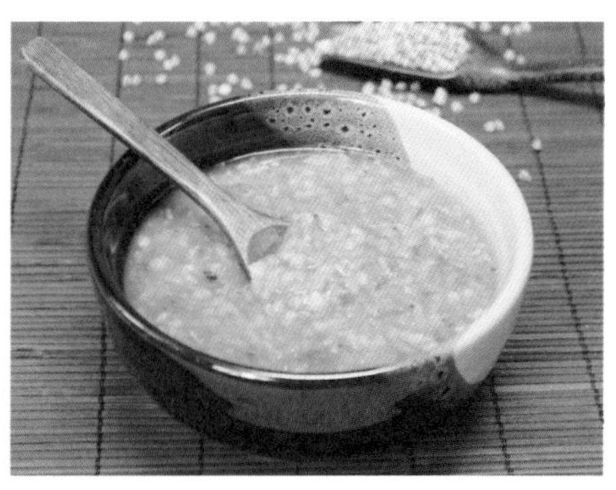

玉米　“食物中的黄金”

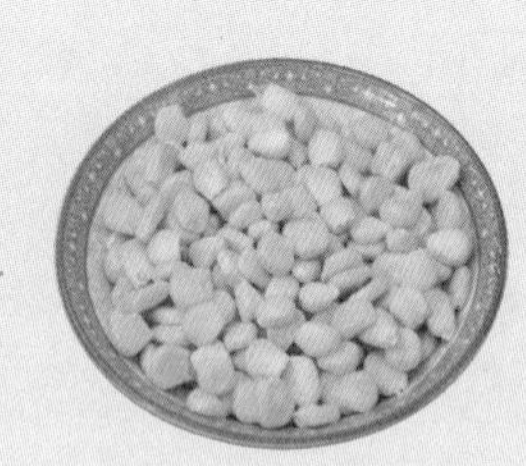

防癌有效成分：膳食纤维、谷胱甘肽、叶黄素
推荐用量：每人每天 100 克
不宜人群：腹胀、尿失禁者

为什么能防癌抗癌

●玉米有“食物中的黄金”的美誉。据测定，每 100 克玉米中含膳食纤维 2.9 克，是粳米的 4.8 倍。

●玉米中含有一种独特的抗癌因子——谷胱甘肽，它能与体内一些致癌物结合，使其失去活性并通过肠道排出体外。此外，谷胱甘肽还是一种强抗氧化剂，可对抗自由基、预防癌症。

●玉米中含有硒元素，能防止细胞癌变；含有镁元素，可预防心血管疾病、增强淋巴细胞功能。

●玉米中含有叶黄素、玉米黄质，可预防肠癌、皮肤癌、肺癌和子宫癌。

这样吃防癌效果好

●玉米和其他谷豆类食物混合做粥、饭、面食，可以提高营养素的整体利用率，防癌效果更佳。

●鲜玉米榨汁饮用，可以减少防癌营养素的流失，增强抗癌功效。

有益防癌抗癌的搭配

玉米+红薯=促进排便

●红薯和玉米都可以降低血液中胆固醇的含量，保持血管的弹性和通畅，还能有效促进排便。

玉米+蔬菜=有利肠道健康

●鲜玉米粒与胡萝卜、芹菜等蔬菜搭配食用，不仅色香味美，而且可以增加膳食纤维的摄入量，有利于肠道健康。

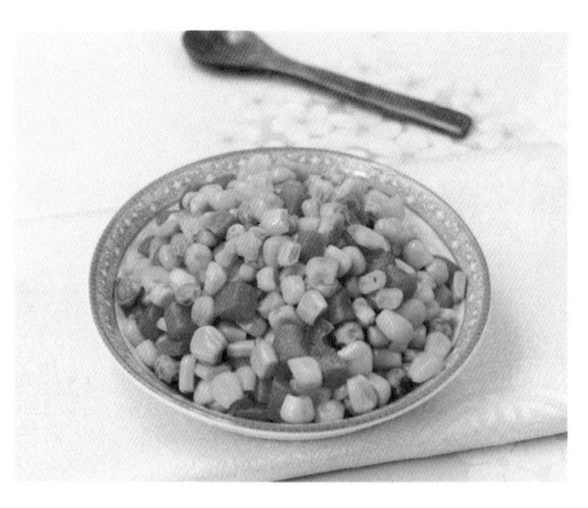

燕麦 营养丰富的“粗粮之王”

防癌有效成分：膳食纤维、硒、β 葡聚糖
推荐用量：每人每天 50 克
不宜人群：消化性溃疡者

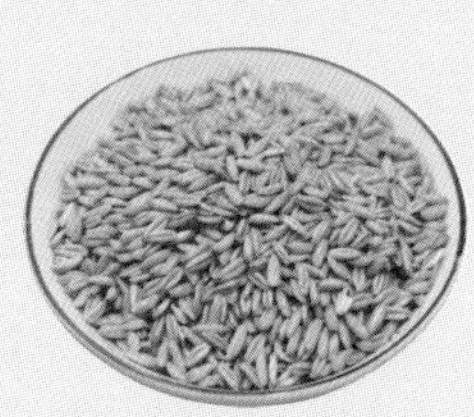

为什么能防癌抗癌

●燕麦低糖、高营养，有“粗粮之王”的美誉，被美国《时代周刊》推荐为健康食品。据测定，每 100 克燕麦片中含膳食纤维 5.3 克、维生素 E 3.07 毫克、钙 186 毫克、镁 177 毫克、铁 7 毫克、硒 4.31 微克，可有效增强体质、防癌抗癌。

●燕麦中还含有丰富的 β 葡聚糖，可改善人体免疫力，有助于人体抵御细菌、病毒的侵袭。

●《国际流行病学传染病学杂志》有文章指出，早餐吃燕麦片有助于预防乳腺癌；尤其是绝经期前女性从燕麦片等全谷食物中摄取大量膳食纤维，可将乳腺癌危险降低 41%。

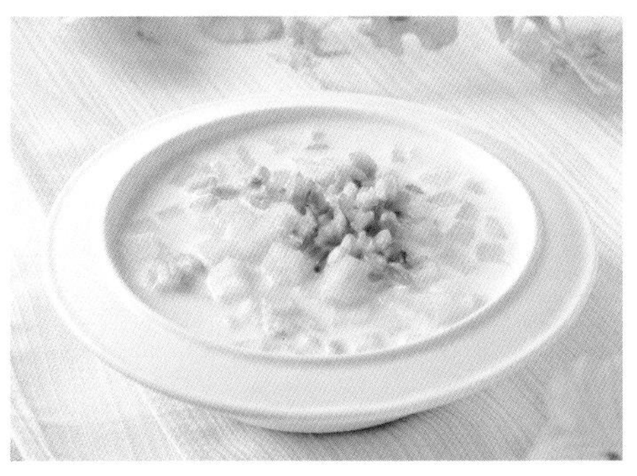

这样吃防癌效果好

●将燕麦泡水 2 ~ 3 小时，再煮粥、做饭更容易熟烂，有利于营养素的吸收。

●燕麦中某些维生素不耐高温，因此燕麦片加热的时间越短越好，以防营养流失。

爱心贴士

尽管燕麦的麸质含量不高，但是对麸质过敏的人也应小心食用。

有益防癌抗癌的搭配

燕麦+绿豆=促进毒素排出

●燕麦、绿豆都富含膳食纤维，两者搭配食用不仅有助于减肥，还可帮助肠道排除毒素和废物。

燕麦+苹果、牛奶=营养丰富

●三者搭配煮粥，集牛奶、苹果与谷物营养于一体，含有丰富的蛋白质、膳食纤维、维生素及矿物质，可有效提升免疫力。

红小豆 利尿、排毒、防癌

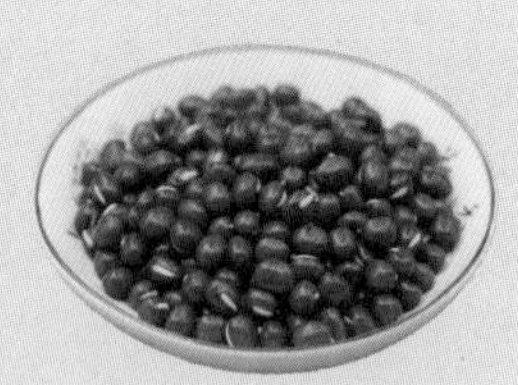

防癌有效成分：膳食纤维、维生素 E、皂角苷
推荐用量：每人每天 30 ~ 50 克
不宜人群：尿频、易胀气者

为什么能防癌抗癌

●红小豆又名“赤豆”，每 100 克仅含脂肪 0.6 克，含膳食纤维高达 7.7 克，有助于增强饱腹感，减少代谢废物在肠道停留的时间。

●此外，每 100 克红小豆中不仅含有胡萝卜素 80 微克、维生素 A 13 微克、维生素 E 14.36 毫克，还含有镁 138 毫克、锌 2.2 毫克、硒 3.8 微克，它们都是抗癌的有效营养素。

●红小豆中含有皂角苷，可通过刺激肠道来促进排便和排尿，有助于减轻肾脏负担，有一定的排毒防癌功效。

这样吃防癌效果好

●煮红小豆前，先用水将红小豆浸泡 2 ~ 3 小时，更容易煮烂，有助于消化吸收。

●红小豆与谷类食品混合搭配，做成豆沙包、豆饭或豆粥食用，有助于增强防癌功效。

爱心贴士

红小豆摊开晒干，以 1 ~ 2 千克为单位装入塑料袋中，再放一些剪碎的干辣椒，放在干燥通风处保存。此方法可起到防潮、防虫的作用。

有益防癌抗癌的搭配

红小豆+薏米=利尿、排毒、防癌

●红小豆和薏米均富含膳食纤维，并且有利水、排毒的作用，有助于排出体内有害物质，预防癌症。

红小豆+紫米=营养丰富、通便防癌

●红小豆含大量膳食纤维，紫米富含维生素 E，两者搭配不仅营养价值更高，还有良好的抗氧化作用。

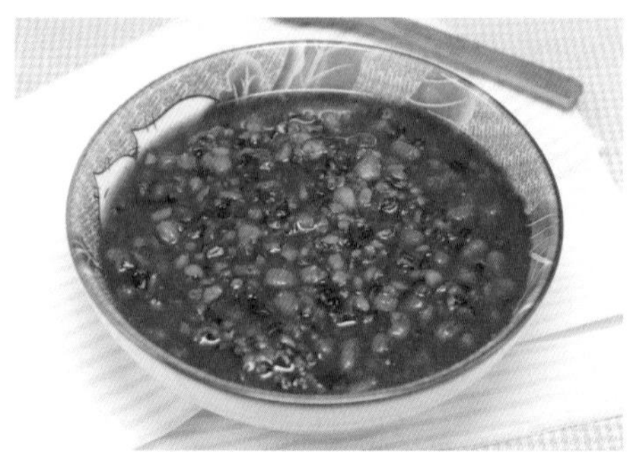

红薯 减少致癌物的堆积

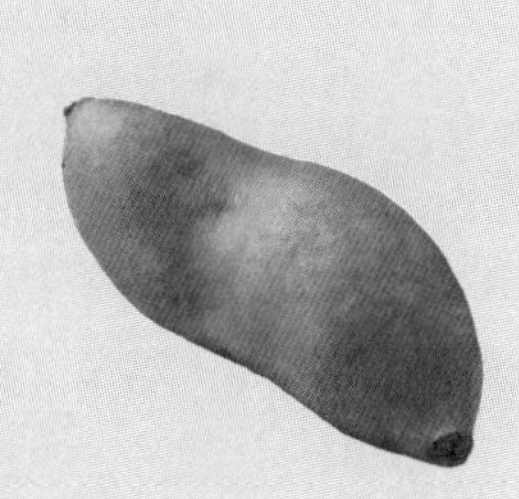

防癌有效成分：膳食纤维、维生素 A、黏液蛋白

推荐用量：每人每天 100 克

不宜人群：易胀气、胃酸过多、尿频者

为什么能防癌抗癌

●在日本国立癌症研究所公布的防癌蔬菜中红薯名列第一。据测定，每 100 克红薯中含膳食纤维 1.6 克，能促进肠胃蠕动，加速粪便排出。

●此外，每 100 克红薯中含有胡萝卜素 750 微克、维生素 A 125 微克、维生素 C 26 毫克，具有良好的抗氧化性，可防癌抗癌。

●红薯中富含黏液蛋白，这是一种糖和蛋白质的混合物，有延缓衰老、增强免疫力的功效。

这样吃防癌效果好

●红薯中的淀粉需经过高温破坏，才能被人体消化、吸收，因此红薯一定要蒸熟煮透后食用。

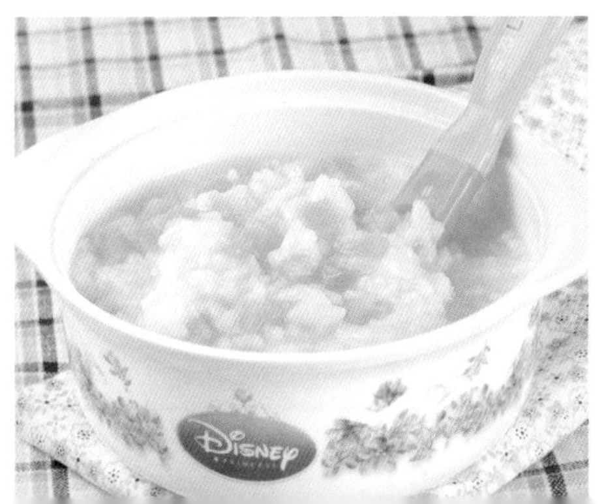

●食用红薯时要去皮，因为红薯皮中含碱较多，容易导致肠胃不适，从而影响肠道毒素的排出。

> **爱心贴士**
> 有黑色或褐色斑点的红薯不宜食用，因为其受了黑斑病的感染，食用后易导致中毒。

有益防癌抗癌的搭配

红薯+玉米=促进毒素的排出

●将红薯块、玉米粒搭配食用，不仅色泽美观，而且有助于排出体内毒素，防癌功效更佳。

红薯+粳米=润肠、通便

●红薯所含蛋白质不高，比起单一食用，红薯更适合和粳米、小米等一起搭配熬煮成粥，不仅营养价值更高，且有良好的润肠通便功效。

芹菜 通便排毒的“万能药菜”

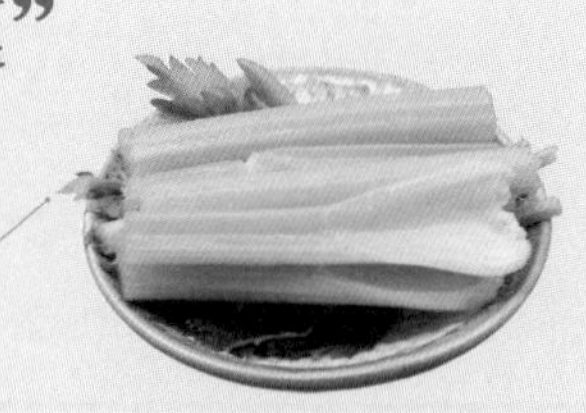

防癌有效成分：膳食纤维、维生素 C、芹菜素

推荐用量：每人每天 100 克

不宜人群：易腹泻、血压偏低者

为什么能防癌抗癌

●芹菜有“万能药菜”的美誉，是典型的低蛋白、低脂肪、高纤维的健康食材。据测定，每 100 克芹菜茎中含膳食纤维 1.4 克，而每 100 克芹菜叶中含膳食纤维高达 2.2 克。

●此外，每 100 克芹菜中含胡萝卜素 60 微克、维生素 C 12 毫克、维生素 E 2.21 毫克，显示了良好的抗氧化性，有助于增强机体抵抗力、减少致癌物的生成。

●芹菜中含有芹菜素，是一种类黄酮化合物，能抑制癌细胞生长，有良好的预防癌症功效。

这样吃防癌效果好

●芹菜叶中膳食纤维、胡萝卜素、维生素 C 等含量高于芹菜茎，因此烹调时最好保留嫩叶，以增强其防癌功效。

●芹菜焯水时，宜折成尽可能长的段入沸水中焯烫，然后再切，这样能减少营养素的流失。

有益防癌抗癌的搭配

芹菜+土豆=提高免疫力

●芹菜富含膳食纤维，土豆含有丰富的维生素 C，两者搭配营养丰富，有助于增强免疫力，还可保护肠胃、预防癌症。

芹菜叶+豆腐=促进消化吸收

●芹菜叶可通便、排毒，豆腐营养丰富、易消化，两者搭配做汤可促进消化，有效预防便秘。

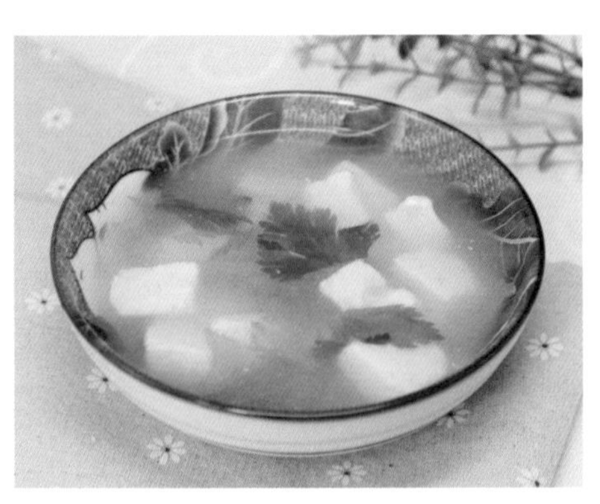

黑木耳 吸附肠道内的毒素

防癌有效成分：膳食纤维、植物胶质、木耳多糖
推荐用量：每人每天 60 克（水发）
不宜人群：易腹泻者、生理期女性

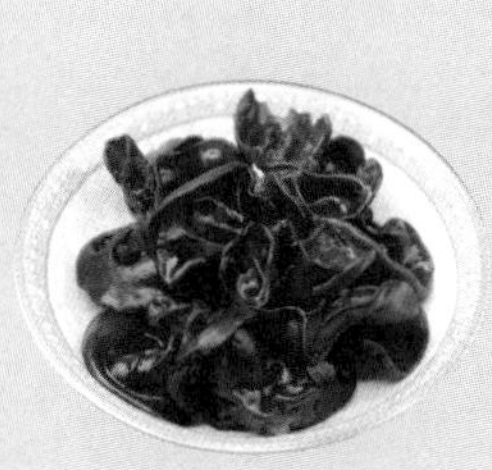

为什么能防癌抗癌

●黑木耳被称为“中餐中的黑色瑰宝”，含有丰富的膳食纤维。据测定，每 100 克水发黑木耳中含膳食纤维 2.6 克，而每 100 克干木耳中含膳食纤维高达 29.9 克。

●黑木耳中含有一种特殊的植物胶质，可在短时间内吸附肠道内残留的代谢废物，并将其排出体外，有助于预防胃癌、直肠癌、结肠癌。

●黑木耳中含有的木耳多糖，有极佳的抗癌活性，是一种极好的免疫促进剂，能显著提高人体免疫力，降低患癌风险。

这样吃防癌效果好

●木耳多糖容易受温度影响，为了避免其流失，烹调的时间不宜过长。

●泡发黑木耳最好不要超过 2 小时，以减少防癌营养素的流失。

●黑木耳最好凉拌食用，以保留更多的营养素，增强其防癌功效。

有益防癌抗癌的搭配

黑木耳+西蓝花=通便、防癌

●黑木耳富含膳食纤维和胶质，西蓝花富含膳食纤维和硒元素，两者搭配食用，通便防癌的功效更加显著。

黑木耳+芹菜=排毒素、防便秘

●黑木耳、芹菜都富含膳食纤维，两者搭配既可凉拌也可炒食，经常食用可促进排便，加速肠道内致癌物排出体外，从而有效预防肠癌。

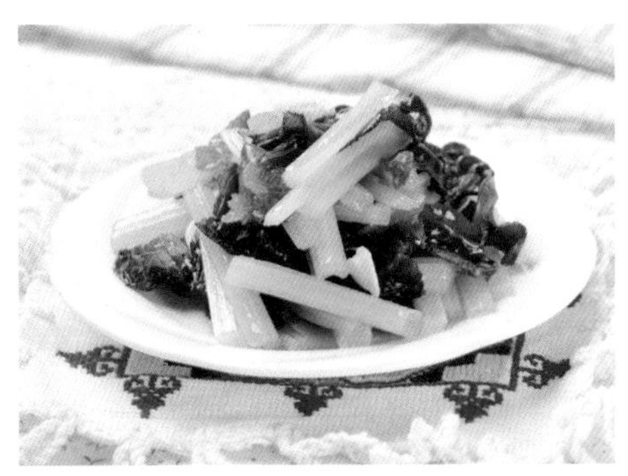

Part 3

三大维生素，预防癌症的王牌营养素

维生素是促进新陈代谢、防治慢性病、维持身体健康不可缺少的营养素。同时，维生素 A、维生素 C、维生素 E 也是预防癌症的王牌营养素。一般黄绿色蔬菜含有丰富的维生素，日常饮食中不妨适当多吃。

维生素 A：维护上皮组织健康，加速细胞修复

维生素 A，属于脂溶性维生素，多储存于动物肝脏中，主要功能是保护视力、强化皮肤黏膜、促进骨骼和牙齿的正常发育。最新研究发现，充足的维生素 A 可以预防癌症的发生。

研究人员指出，维生素 A 有助于维持细胞核的完整性，加速细胞核 DNA 修复，阻断细胞癌变过程，抑制癌症发生。此外，维生素 A 是维持上皮组织健康的重要营养素，能促进并维护上皮组织的完整，防止细菌、病毒的入侵，对预防源于上皮组织的癌症（如皮肤癌、食管癌、胃癌、肺癌、结肠癌、直肠癌、膀胱癌等）的发生有着重要作用。

维生素A缺乏的信号

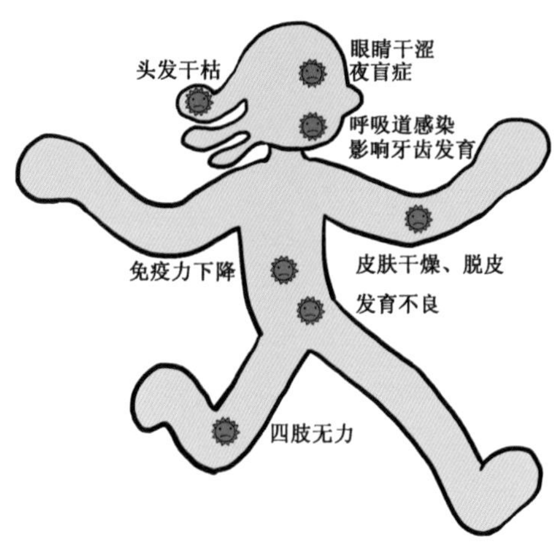

特别提醒

人体长期缺乏维生素 A，会导致眼睛适应光的能力下降，影响视网膜的健康，很容易形成夜盲症。此外，维生素 A 不足，还会导致眼睛干涩、易疲劳。

每日建议摄入量

中国营养学会建议，成年男性每天维生素 A 的摄入量为 800 微克，女性为 700 微克。

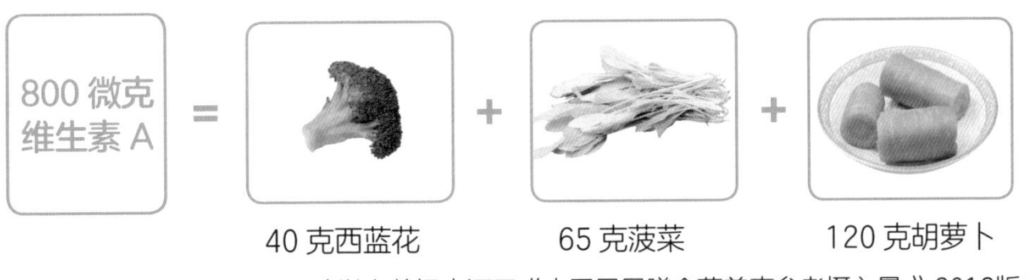

40 克西蓝花　65 克菠菜　120 克胡萝卜

（以上数据来源于《中国居民膳食营养素参考摄入量》2013版）

增加维生素A的摄入

1.多吃蔬果

维生素 A 主要存在于蛋黄、奶油、动物肝脏等食物中，然而这些食物胆固醇含量高、热量也高，不宜过多食用。而 β－胡萝卜素在体内可转化为维生素 A，所以应适当多吃富含 β－胡萝卜素的蔬果。

2.食用补充剂

维生素 A 的最佳补充剂为：维生素 A 片剂、鱼肝油。

特别提醒

长期过多摄入维生素 A 会引起维生素 A 慢性中毒，主要表现为：食欲减退、恶心、呕吐、头痛、视觉模糊、皮肤干燥、掉头发、骨关节痛等。因此，一定不要随意补充维生素 A 制剂。

维生素A的食物来源

富含维生素 A 的食物

动物肝脏	猪肝、羊肝、鸡肝、鸭肝、鹅肝等
蔬菜	胡萝卜、南瓜、菠菜、韭菜、西蓝花等
水果	芒果、橙子、橘子、杏、柿子、香蕉、草莓等
奶蛋类	奶油、蛋黄等

胡萝卜素：抗氧化性强，可转化为维生素 A

说维生素 A，就不能不提胡萝卜素。胡萝卜素是强抗氧化剂，虽然不属于维生素，但被摄入人体后会转化为维生素 A。研究发现，在胡萝卜素中 β－胡萝卜素分布最广、含量最多，且维生素 A 的转换率最高。

胡萝卜素是人体健康不可缺少的营养素，在预防心血管疾病、白内障、癌症方面有显著功效。需要特别指出的是，如果人体摄入过量的维生素 A 会造成中毒，但过多摄取胡萝卜素仅会导致皮肤变黄，对健康没有不良影响，只要暂停食用富含胡萝卜素的食物，皮肤颜色很快就能自行恢复正常。因此，胡萝卜素被视为维生素 A 的一个安全来源。

每日建议摄入量

中国营养学会建议，成人每天胡萝卜素的摄入量为 6 毫克。

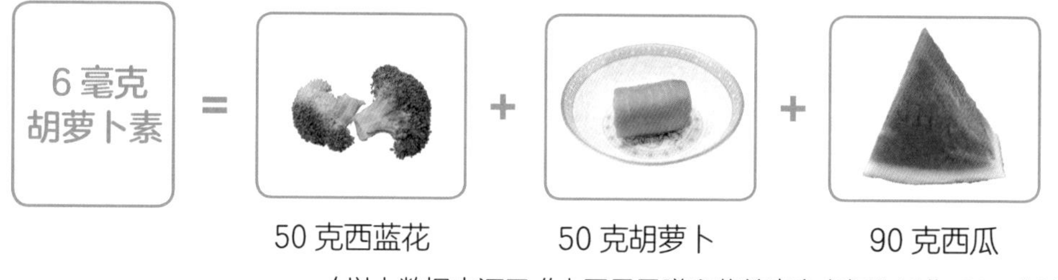

（以上数据来源于《中国居民膳食营养素参考摄入量》2013版）

增加胡萝卜素的摄入

1.多吃深绿色、红黄色蔬果

胡萝卜素主要存在于深绿色或红黄色蔬菜和水果中，且一般蔬菜水果的颜色越深，含有的胡萝卜素越丰富。

2.炒食可提高吸收率

胡萝卜素是脂溶性维生素，与油脂一起烹调可使其很快溶入液体中，提高吸收率。

胡萝卜素的食物来源

富含胡萝卜素的食物

类别	食物
蔬菜	胡萝卜、南瓜、茼蒿、番茄、辣椒、韭菜、菠菜、小白菜、西蓝花、豌豆苗等
水果	芒果、木瓜、西瓜、哈密瓜、杏、金橘、枇杷等
菌藻类	紫菜、裙带菜、黑木耳等
其他	绿茶、红茶、枸杞子等

胡萝卜 廉价的防癌“小人参”

防癌有效成分：胡萝卜素、维生素 A、木质素
推荐用量：每人每天 100 克
不宜人群：肾功能不佳者

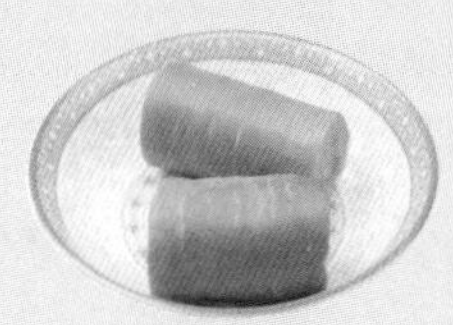

为什么能防癌抗癌

●据测定，每 100 克胡萝卜含胡萝卜素 4010 微克，还含有维生素 A 668 微克。经常适当食用胡萝卜，可改善视力、维护上皮组织健康、增强免疫力，还能预防多种癌症。

●胡萝卜中含有大量的木质素，能提高体内巨噬细胞的活力，有助于消灭癌细胞。

●每 100 克胡萝卜中还含有膳食纤维 1.3 克、维生素 C 16 毫克，可通便防癌、延缓衰老。

●《营养学杂志》指出，胡萝卜汁能够增强人体的抗氧化能力；《泌尿学杂志》研究表明，蔬菜尤其是胡萝卜所占比例高的饮食，能够很好地预防膀胱癌。

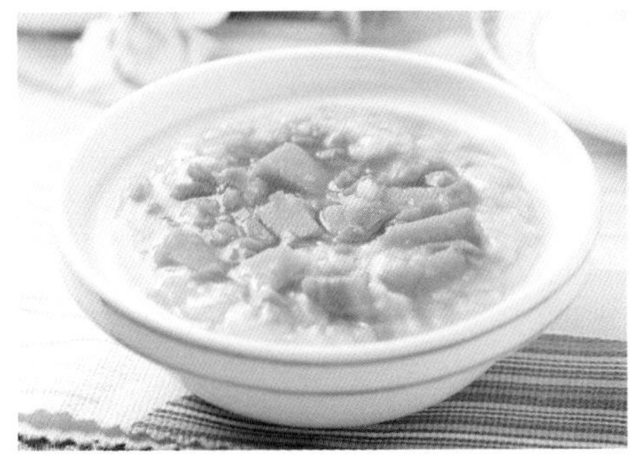

这样吃防癌效果好

●烹调胡萝卜时，最好加入适量的植物油，并且快炒，有利于胡萝卜素的吸收。

●胡萝卜素多存在于皮下，烹调时注意外皮清洁，尽量不要削皮，以保留更多的防癌营养素。

有益防癌抗癌的搭配

胡萝卜+香菇=促进肠道蠕动

●胡萝卜和香菇均含有丰富的膳食纤维，两者搭配炒食，有助于肠道蠕动、排出毒素。

胡萝卜+南瓜=增强防癌功效

●胡萝卜和南瓜都富含胡萝卜素，两者搭配食用，能维护上皮组织健康，减少癌症的发生。

南瓜 降脂降糖、预防乳腺癌

防癌有效成分：胡萝卜素、维生素 A、叶黄素

推荐用量：每人每天 100 克

不宜人群：腹胀、黄疸者

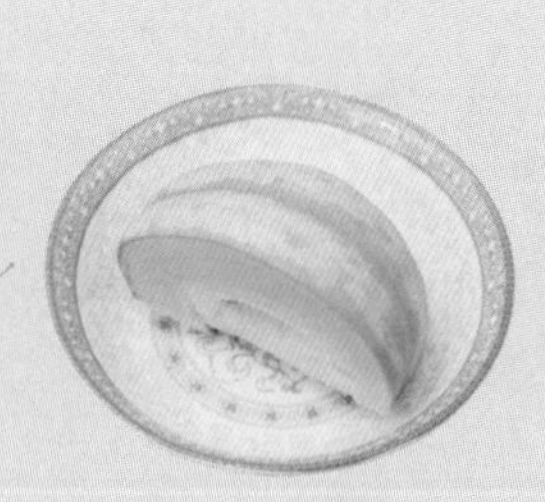

为什么能防癌抗癌

● 每 100 克南瓜中含维生素 A 148 微克，在瓜菜中名列前茅。此外，每 100 克南瓜还含有胡萝卜素 890 微克。

● 南瓜中不仅含有膳食纤维，还富含果胶，可保护胃肠道免受粗糙食物的刺激，吸附肠道内的代谢废物和有害物质，并及时排出体外。

● 南瓜中的南瓜多糖是一种非特异性免疫增强剂，能有效增强机体免疫力；南瓜中含有甘露醇类物质，有润肠通便的作用。

● 南瓜中还含有叶黄素、玉米黄素和隐黄素。《癌症研究》有文章指出，血液中含有大量胡萝卜素、叶黄素、玉米黄素和隐黄素的女性患乳腺癌的概率能降低 50%。

这样吃防癌效果好

● 南瓜瓤含有的胡萝卜素比南瓜肉更多，所以烹饪南瓜时最好不要丢掉南瓜瓤，以免损失营养。

● 南瓜皮含有丰富的胡萝卜素和多种维生素，所以去皮时越薄越好。

有益防癌抗癌的搭配

南瓜+柿子椒=增强免疫力

● 南瓜含有丰富的胡萝卜素、膳食纤维，柿子椒富含维生素，两者搭配清炒，营养丰富，可增强免疫力。

南瓜+绿豆=防暑降温、通便排毒

● 南瓜与绿豆搭配煲汤，不仅富含膳食纤维、果胶、胡萝卜素，而且有助于水溶性维生素溶入水中，更有利于人体吸收。

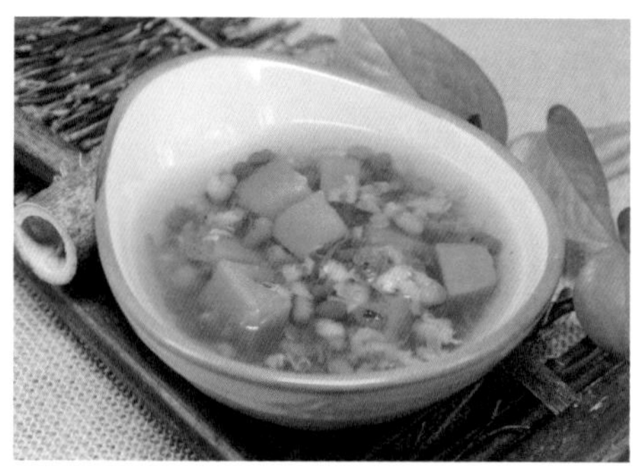

茼蒿 提升抵抗力、通便防癌

防癌有效成分：胡萝卜素、维生素 A、膳食纤维

推荐用量：每人每天 100 克

不宜人群：腹泻、胃炎患者

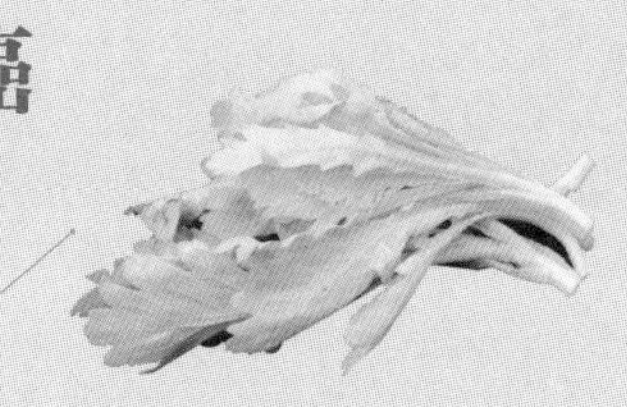

为什么能防癌抗癌

●茼蒿中所含的胡萝卜素比南瓜要多，每 100 克含胡萝卜素 1510 微克，是补充胡萝卜素的好选择。此外，每 100 克茼蒿中还含有 252 微克的维生素 A，可加速细胞修复、预防与上皮组织有关的多种癌症。

●每 100 克茼蒿含膳食纤维 1.2 克，可增强饱腹感、促进肠胃蠕动，有助于预防结肠癌、直肠癌。

●每 100 克茼蒿中含维生素 C 18 毫克，还含有钙、钾、镁、铁等矿物质，常食可提升身体抵抗力。

这样吃防癌效果好

●烹调茼蒿时宜大火快炒，以保留其中更多的营养素，充分发挥防癌功效。

●茼蒿与肉、蛋等荤菜一起烹调，能提高维生素 A 的吸收率。

●茼蒿的含钠量较高（161.3 毫克 / 100 克），烹调时应减少盐的投放量。

爱心贴士

叶子发黄、叶尖开始枯萎乃至发黑收缩的茼蒿，不仅营养价值降低，而且有微毒，最好不要食用。

有益防癌抗癌的搭配

茼蒿+大蒜=润肠通便

●茼蒿富含膳食纤维，大蒜有解毒作用，两者搭配，清淡爽口、低脂低热，有助于润肠通便。

茼蒿+鸡蛋=促进营养吸收

●茼蒿含有较多的脂溶性胡萝卜素，与鸡蛋搭配烹调，不仅营养丰富，而且可以促进胡萝卜素的吸收利用。

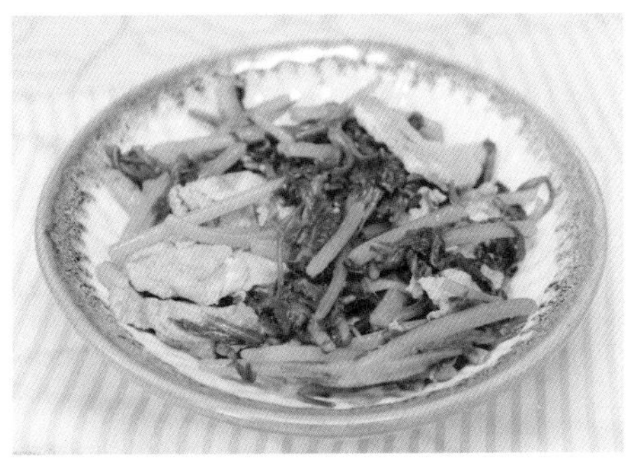

菠菜 富含维生素A的“鹦鹉菜”

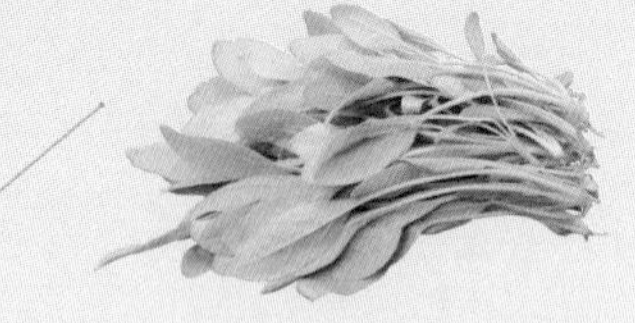

防癌有效成分：胡萝卜素、维生素 A、叶绿素
推荐用量：每人每天 100 克
不宜人群：腹泻、结石者

为什么能防癌抗癌

● 菠菜红根绿叶，犹如鹦鹉红嘴绿羽，又被称为“鹦鹉菜”。据测定，每 100 克菠菜中含膳食纤维 1.7 克，有不错的通便排毒作用。

● 菠菜还是维生素 A 的宝库，每 100 克含维生素 A 487 微克。此外，每 100 克菠菜含胡萝卜素 2920 微克，被认为是安全、有效的维生素 A 来源。

● 菠菜中富含叶绿素，能促进体内致癌物的分解，尤其对消化系统癌症有良好的预防作用。同时，叶绿素能减少体内胆固醇的含量，可预防动脉粥样硬化。

这样吃防癌效果好

● 菠菜含草酸较多，草酸会影响人体对钙的吸收，烹调前将菠菜焯水可减少草酸的含量。

● 菠菜焯水的时间不宜太长，以免导致维生素流失，降低防癌功效。

有益防癌抗癌的搭配

菠菜+大蒜=增强防癌功效

● 菠菜含有大量的胡萝卜素和维生素 A，大蒜含有的大蒜素能杀菌防癌，两者搭配食用，防癌抗癌功效更佳。

菠菜+鸡蛋=营养互补

● 菠菜中的钙含量高于磷，搭配磷含量高于钙的鸡蛋，可以使机体钙与磷摄取平衡，有助于提高免疫力。

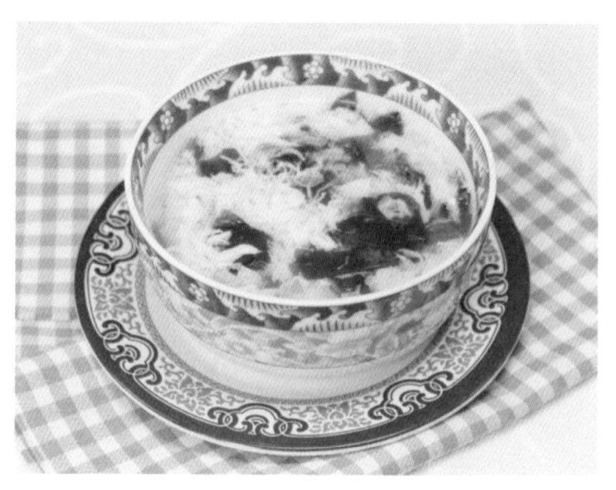

豌豆苗 促进代谢的“龙须菜”

防癌有效成分：维生素 A、胡萝卜素、膳食纤维

推荐用量：每人每天 100 克

不宜人群：无

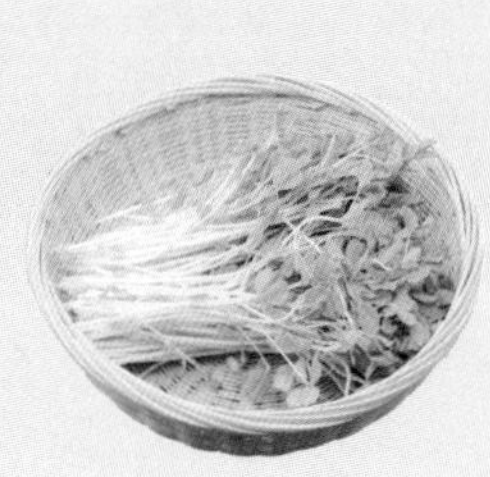

为什么能防癌抗癌

●豌豆苗又叫豌豆尖，有“龙须菜”之称。据测定，每 100 克豌豆苗含膳食纤维 1.3 克，可促进人体新陈代谢，有效预防肠癌。

●每 100 克豌豆苗中，还含有维生素 A 452 微克、胡萝卜素 2710 微克，有助于养护视力、维持上皮组织健康、加速细胞修复。

●豌豆苗中还含有丰富的维生素 C（11 毫克 /100 克）和能分解体内亚硝胺的酶，可促进亚硝胺分解，降低人体癌症的发病率。

这样吃防癌效果好

●豌豆苗较为鲜嫩，烹调时忌时间过长，宜大火快炒或入水稍焯，否则会导致营养流失。

●豌豆苗做汤食用较好，不仅口感嫩爽，还能保留尽量多的防癌营养成分。

有益防癌抗癌的搭配

豌豆苗+芹菜=润肠、通便、防癌

●豌豆苗和芹菜都富含膳食纤维、维生素 C，两者同食可润肠、通便、排毒、抗癌。

豌豆苗+豆腐=促消化、增体质

●豌豆苗与豆腐搭配食用，可弥补蛋白质及钙质不足，能促进消化吸收、增强体质。

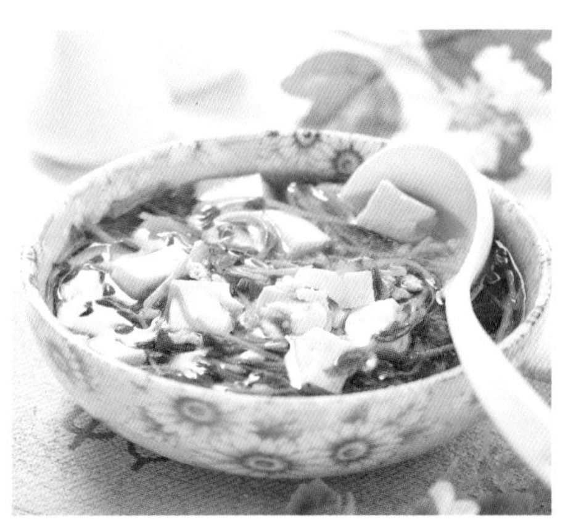

哈密瓜　抗氧化、增强免疫力

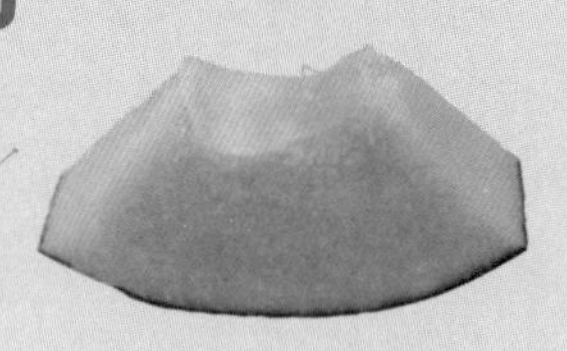

防癌有效成分：胡萝卜素、维生素 A、类黄酮

推荐用量：每人每天 80 克

不宜人群：腹泻、肾功能不佳者

为什么能防癌抗癌

●哈密瓜被誉为“瓜中之王”，不仅含有丰富的维生素 C（12 毫克 /100 克），还富含维生素 A（153 微克 /100 克），可促进细胞修复，增强机体的抗癌能力。

●每 100 克哈密瓜中含有胡萝卜素 920 微克，可在体内转化为维生素 A，是补充维生素 A 的有效来源。

●哈密瓜中还含有丰富的抗氧化剂类黄酮，是极为活跃的植物化学成分，在实验条件下显示出良好的抗发炎、抗病毒、抗细菌及抗癌功效。

●据英国《每日邮报》报道，经常食用哈密瓜有助于抵抗对细胞造成损害的氧自由基。

这样吃防癌效果好

●哈密瓜最好直接食用或榨汁饮用，这样能保留完整的防癌营养成分。不过，一次食用不宜过多，否则易导致腹泻。

●科学研究发现，表皮有裂缝的哈密瓜中易藏有引发腹泻的沙门氏菌，因此最好不要购买早已切开的哈密瓜。

有益防癌抗癌的搭配

哈密瓜+橙子、苹果=防癌、抗老化

●哈密瓜和橙子、苹果等一起做成沙拉食用，营养丰富，有助于增强身体免疫力、预防癌症。

哈密瓜+番茄=加强代谢、预防癌症

●哈密瓜与番茄搭配，不仅富含胡萝卜素、维生素 A、维生素 C、维生素 E 及多种矿物质，且含有丰富的类黄酮、番茄红素等植物营养成分，对人体健康十分有益。

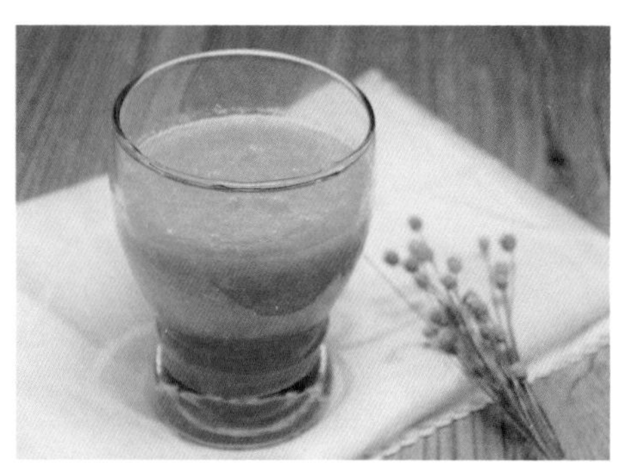

木瓜 营养丰富的“百益果”

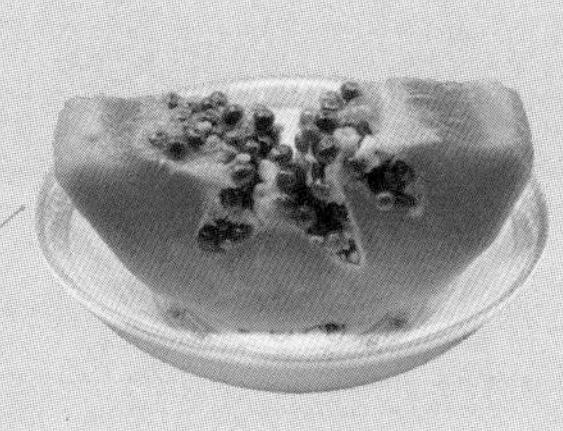

防癌有效成分：胡萝卜素、维生素 A、木瓜蛋白酶
推荐用量：每人每天 60 ～ 80 克
不宜人群：过敏体质者、孕妇

为什么能防癌抗癌

●木瓜有“百益果”的美誉，属于低热量、低脂肪、高纤维的健康水果。据测定，每 100 克木瓜的热量为 29 千卡、含脂肪 0.1 克、膳食纤维 0.8 克。

●每 100 克木瓜中还含有胡萝卜素 870 微克、维生素 A 145 微克、维生素 C 43 毫克，都是有效的防癌抗癌营养素。

●此外，木瓜所含的木瓜蛋白酶与胃蛋白酶相似，能将蛋白质分解为氨基酸，促进消化吸收，有助于预防消化系统癌变。

●《食品科学》有文章指出，木瓜中的黄酮提取物有显著的抗氧化性，可有效清除自由基、防止细胞氧化受损。

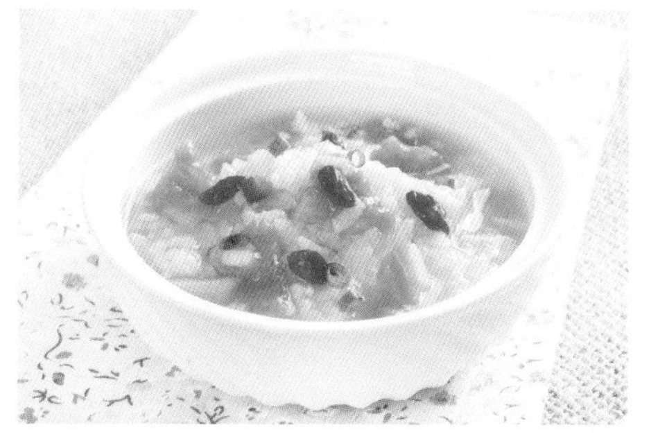

这样吃防癌效果好

●木瓜直接食用，或榨成汁饮用，可保留完整的营养素，有利于预防癌症。

●饭后吃少量木瓜，能帮助消化，促进脂肪分解，减轻肠胃负担。

爱心贴士

未成熟的青木瓜不宜生食，否则容易引起肠胃胀气；木瓜忌用铁、铝等容器盛装或烹调。

有益防癌抗癌的搭配

木瓜+牛奶=营养更均衡

●木瓜与牛奶搭配，可弥补蛋白质、钙质不足，促进消化吸收，有助于增强体质。

木瓜+枸杞子、粳米=提升免疫力

●木瓜和枸杞子都是提升免疫力的好食材，两者与粳米搭配煮粥，可补充营养、促进消化、防病抗癌。

枸杞子 药食两用的“东方神果”

防癌有效成分：胡萝卜素、维生素 A、枸杞多糖
推荐用量：每人每天 10 ~ 15 克
不宜人群：发热、腹泻者

为什么能防癌抗癌

●枸杞子被誉为“东方神果”。美国《药用植物》有研究表明，枸杞子具有抗氧化的功效，并有助于预防动脉粥样硬化和糖尿病。

●每 100 克枸杞子中含维生素 A 1625 微克、胡萝卜素 9750 微克，都要比胡萝卜高约 2.43 倍，有显著的清除自由基、抗衰老、抗肿瘤的作用。

●枸杞子中含有枸杞多糖，能增强淋巴细胞、巨噬细胞的功能，有效调节人体免疫系统。《现代医学卫生》有文章指出，枸杞多糖可抑制肝癌细胞增殖。

这样吃防癌效果好

●枸杞子直接嚼着吃，能更好地吸收其所含的营养成分，充分发挥其防癌、抗衰老的功效。

●枸杞子药食两用，不含任何毒素，经常泡水饮用也是一种不错的防癌吃法。

●烹调枸杞子时，时间不宜太长，以免营养流失，降低防癌功效。

爱心贴士

散发出酒糟味的枸杞子已经变质，请不要食用。

有益防癌抗癌的搭配

枸杞子+黄豆=补充维生素

●黄豆富含维生素 E 及异黄酮，与枸杞子搭配食用（尤其适合制作豆浆），有助于防病抗癌。

枸杞子+菊花=明目养颜

●枸杞子与菊花搭配泡茶（还可以放少许蜂蜜），具有良好的缓解眼睛疲劳、清热养颜的作用，还有助于预防心脑血管疾病及多种癌症。

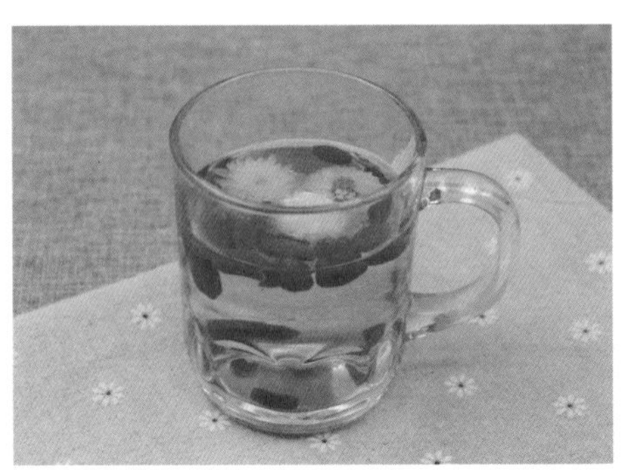

维生素 C：有效阻断致癌物的生成

维生素 C 是知名度较高的一种维生素，可以促进伤口愈合、增强机体抗病能力，对维护牙齿、骨骼、血管、肌肉的正常功能有着重要作用。同时，维生素 C 能促进铁的吸收，有助于改善缺铁性贫血。而且，维生素 C 还有显著的防癌抗癌功效。

我们知道，加工肉类食品或香烟中常存在亚硝酸盐，会增加致癌风险。维生素 C 无法抑制亚硝胺类化合物的活动，却可以预先阻止亚硝胺类化合物的形成，从源头上阻断癌症的发生。

流行病学调查也发现，食管癌、胃癌的发病率与维生素 C 的摄入量呈负相关。此外，维生素 C 还能抗辐射以保护正常细胞，并促进巨噬细胞的作战能力，从而有效抗细菌、抗病毒、抗癌。

维生素C缺乏的信号

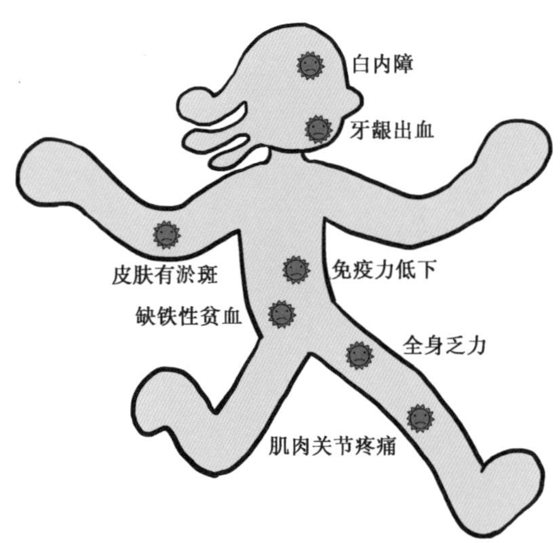

特别提醒

很多人不知道，眼球水晶体中维生素 C 含量较高，如果人体长期缺乏维生素 C，会造成眼球水晶体浑浊，从而易诱发白内障。

每日建议摄入量

中国营养学会建议，成人每天维生素 C 的摄入量为 100 毫克。

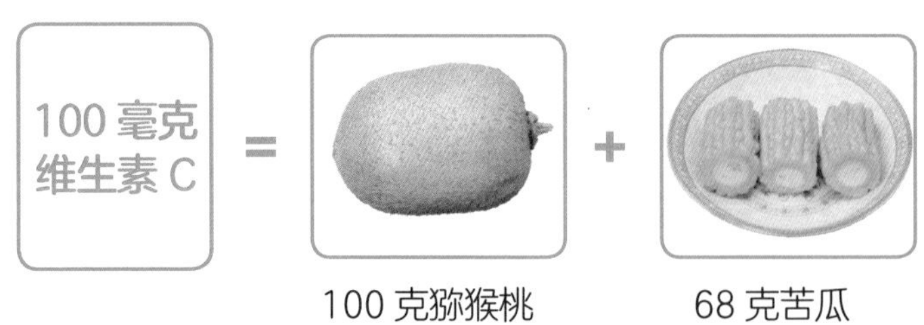

100 克猕猴桃　68 克苦瓜

（以上数据来源于《中国居民膳食营养素参考摄入量》2013版）

增加维生素C的摄入

1.避免过度清洗

维生素 C 是水溶性的，常会在清洗过程中流失，因此不宜过度清洗蔬果，也不要长时间浸泡。

2.先洗再切

蔬果先洗净再切，并且不要切得太碎，这样可以避免维生素 C 的流失。

3.缩短烹调时间

维生素 C 易受高温破坏，所以烹调蔬菜时，应尽量大火快炒，缩短烹饪时间。

特别提醒

不要随意服用维生素 C 药剂，如果有需要，请在医生的指导下服用。研究发现，长期大量服用维生素 C，会引发恶心、呕吐、腹泻、腹痛，还易诱发肾结石、静脉血栓等疾病。

维生素C的食物来源

维生素 C 普遍存在于新鲜蔬菜与水果中，尤其是黄绿色系蔬菜和色彩鲜艳的水果中。

富含维生素 C 的食物

蔬菜	西蓝花、甘蓝、青椒、番茄、黄瓜、苦瓜、油菜、香菜、菠菜、苋菜、豌豆、豇豆等
水果	猕猴桃、杨梅、柠檬、橙子、橘子、草莓、沙棘、柚子、红枣（鲜）、酸枣、樱桃、西瓜、桃子、李子、山楂等

西蓝花 国际公认的抗癌尖兵

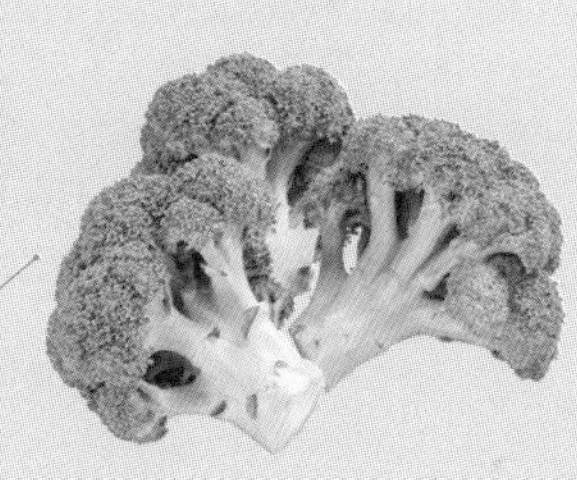

防癌有效成分：维生素 A、维生素 C、吲哚类化合物

推荐用量：每人每天 100 克

不宜人群：尿路结石、肾功能不佳者

为什么能防癌抗癌

●西蓝花有“蔬菜皇冠”的美誉，被美国《时代周刊》推荐为健康食材，也是国际公认的抗癌佳蔬。

●每 100 克西蓝花中，含膳食纤维 1.6 克、维生素 A 1202 微克、胡萝卜素 7210 微克、维生素 C 51 毫克，这些营养素都具有良好的防癌抗癌功效。

●西蓝花中含有的类黄酮，能降低体内胆固醇水平，对预防胃癌有重要作用；含有多种吲哚类化合物，能降低体内雌激素水平，有助于预防乳腺癌。

这样吃防癌效果好

●隔水蒸西蓝花是最健康的吃法，时间约 5 分钟，不仅容易消化，还有助于抗癌营养素的保留。

●烹调西蓝花时，不宜炖或煲汤，最好用热油快炒 3 分钟，这样不仅口感好，而且能保留更多营养。

有益防癌抗癌的搭配

西蓝花+糙米=防便秘、促排毒

●西蓝花和糙米都富含膳食纤维，两者搭配煮粥，可有效促进肠胃蠕动，预防便秘、促进排毒。

西蓝花+香菇=提高免疫力

●西蓝花与富含膳食纤维、香菇多糖的香菇搭配食用，是防癌抗癌的好选择。比起炒、炖来，推荐蒸食。

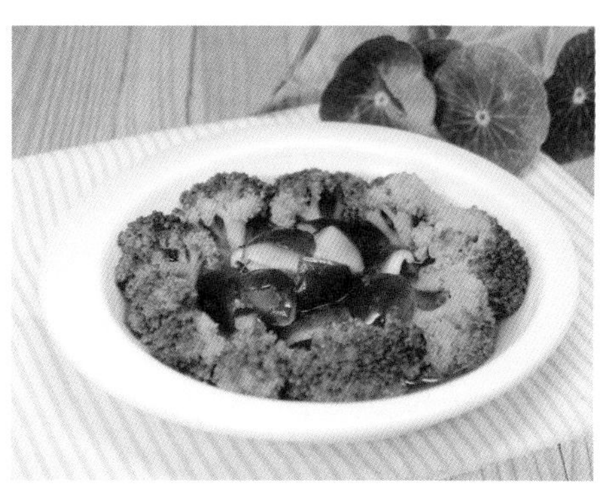

苦瓜 降糖防癌的“君子菜”

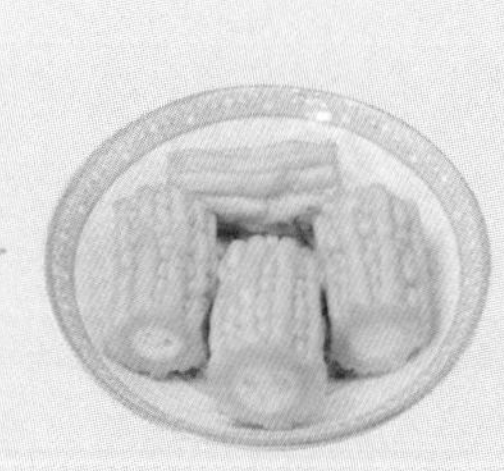

防癌有效成分：维生素 C、苦味素、奎宁蛋白
推荐用量：每人每天 80 克
不宜人群：腹泻、低血糖者

为什么能防癌抗癌

●因为不会把苦味传给其他食材，因此苦瓜有“君子菜”的美誉。据《营养学报》报道，苦瓜在众多蔬菜中显示了较强的抗癌功效。

●每 100 克苦瓜含维生素 C 56 毫克，在瓜类中名列前茅，是黄瓜的 6.2 倍、南瓜的 7 倍。

●苦瓜中富含膳食纤维（1.4 克 /100 克），有助于通便排毒；含有苦瓜素，是公认的“脂肪杀手”；含有苦瓜苷，可辅助降低血糖。

●最新研究发现，苦瓜中含有奎宁蛋白，这是一种能激活免疫细胞的活性蛋白，可抑制癌细胞的生成及扩散。

这样吃防癌效果好

●苦瓜宜大火快炒，因为烹调时间过长，会造成维生素的大量流失。

●凉拌苦瓜是不错的防癌吃法，不过苦瓜含有草酸，会影响钙的吸收，因此凉拌前最好先焯一下。

有益防癌抗癌的搭配

苦瓜+青椒=补充维生素

●苦瓜和青椒都富含维生素 C，两者搭配食用，是理想的防疾病、抗衰老组合。

苦瓜+芝麻=排毒、防癌

●苦瓜和芝麻一起凉拌，清香爽口，能促进人体新陈代谢、减少摄入脂肪和热量，有助于减肥瘦身、排毒防癌。

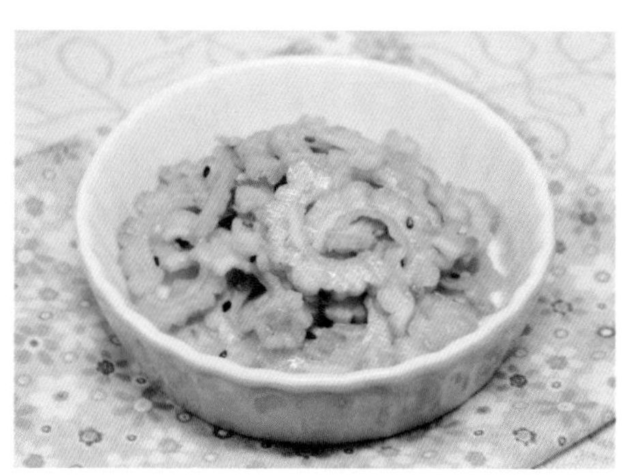

青椒 增进食欲、降脂减肥

防癌有效成分：维生素 C、胡萝卜素、辣椒素、膳食纤维
推荐用量：每人每天 60 克
不宜人群：食管炎、胃肠炎、胃溃疡者

为什么能防癌抗癌

●青椒是低热量、低脂肪、高纤维的健康食材。据测定，每 100 克青椒的热量仅为 27 千卡，含脂肪 0.3 克，含膳食纤维却高达 2.1 克。

●青椒中含有多种有助于抗癌的维生素，每 100 克青椒含维生素 A 57 微克、胡萝卜素 340 微克、维生素 C 72 毫克。

●青椒中还含有独特的植物化学成分——辣椒素，可有效增进食欲、改善消化功能，还有不错的降脂减肥功效。此外，据《每日邮报》报道，科学家发现辣椒素在进入癌细胞膜后可将其分离开来，最终使癌细胞自然死亡，他们期望该发现为治疗癌症提供一条新途径。

这样吃防癌效果好

●烹调青椒时，宜急火快炒，以免青椒中的维生素流失。

●维生素 C 能促进人体对铁元素的吸收，因此青椒宜搭配牛肉等富含铁的食物。

有益防癌抗癌的搭配

青椒+鸡蛋=营养均衡、增进食欲

●青椒含有丰富的维生素，鸡蛋富含优质蛋白，两者搭配食用，营养均衡，可有效增进食欲。

青椒+莲藕、木耳=抗氧化、润肠排毒

●青椒吃多了易上火，而莲藕有去火功效，两者搭配木耳食用，有助于润肠通便、防癌抗癌。

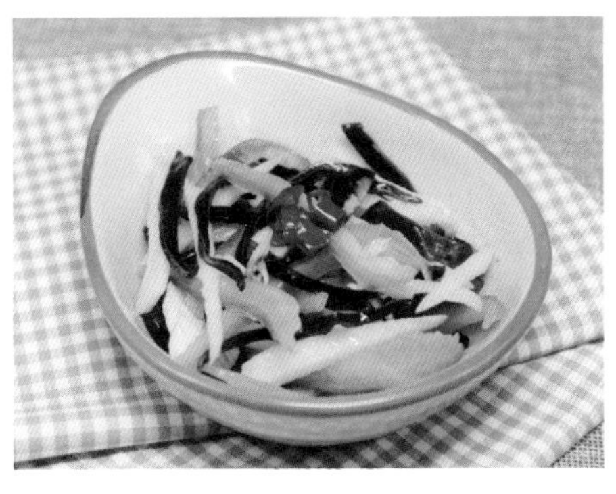

猕猴桃 有效防癌的“奇异果”

防癌有效成分：维生素 C、膳食纤维、谷胱甘肽

推荐用量：每人每天 100 克

不宜人群：脾胃虚弱、小儿腹泻者

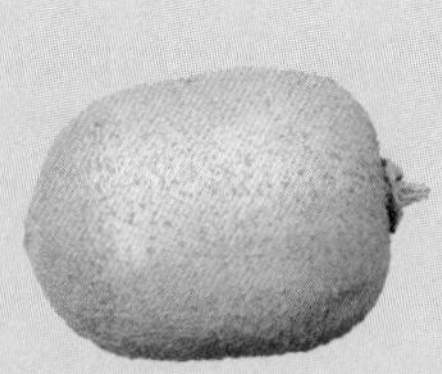

为什么能防癌抗癌

●猕猴桃又名奇异果，有“营养金矿”的美誉。据测定，每 100 克猕猴桃含维生素 C 62 毫克，是番茄的约 3.2 倍。《营养学报》有文章指出，猕猴桃汁中所含的维生素 C 对致癌物——亚硝胺的氨基合成有阻断作用。

●猕猴桃中还含有其他有效抗癌的成分，每 100 克猕猴桃含膳食纤维 2.5 克、维生素 A 22 微克、胡萝卜素 130 微克、维生素 E 2.43 毫克。

●猕猴桃中含有较多果酸，可促进肠胃蠕动、清除体内有害物质；含有抗突变成分谷胱甘肽，有利于抑制癌细胞突变。

这样吃防癌效果好

●猕猴桃去皮后直接食用，或榨汁饮用，都可以起到防癌抗癌的作用。如果将猕猴桃榨成汁，和适量蜂蜜调匀，则别具风味。

爱心贴士

未成熟的猕猴桃果实坚硬、酸涩，食用后易引起不适感，应放熟后再食用。

有益防癌抗癌的搭配

猕猴桃+橙子=补充维生素C

●猕猴桃和橙子都富含维生素 C，两者不管是做成沙拉，还是榨成果汁，都可以有效补充维生素。

猕猴桃+酸奶=促进肠道健康

●酸奶富含益生菌，与维生素 C 含量丰富的猕猴桃同食，可促进肠道健康，帮助肠内益生菌生长，有助于预防肠癌。

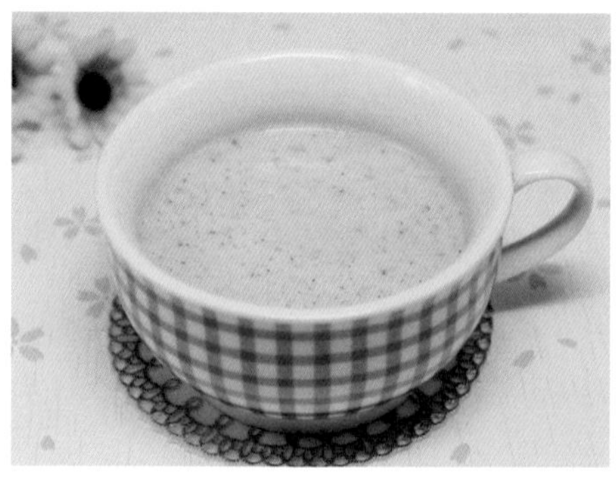

橙子 富含维生素C的“疗疾佳果”

防癌有效成分：维生素 C、胡萝卜素、橙皮苷

推荐用量：每人每天 150 克

不宜人群：糖尿病患者

为什么能防癌抗癌

●橙子有“疗疾佳果”的美誉，每 100 克含维生素 C 33 毫克，是苹果的 8 倍多。每天吃一个中等大小的橙子（约 150 克），能满足人体一天所需的近一半的维生素 C。

●每 100 克橙子含胡萝卜素 160 微克，能在体内转化为维生素 A；含膳食纤维 0.6 克，有助于通便排毒。

●橙子中还含有橙皮苷，是黄酮类化合物的一种，具有良好的抗氧化性，还有抗炎、抗癌的作用。此外，橙皮苷最容易在富含维生素 C 的食物中发现，能有效促进人体对维生素 C 的吸收。

这样吃防癌效果好

●橙子直接切块食用，可以减少维生素 C 的流失。

●橙子皮中含有很多营养成分，榨汁时最好连皮一起绞碎，这样各种防癌成分就全部溶解在果汁中了。

有益防癌抗癌的搭配

橙子+橘子=富含维生素C

●橘子中富含胡萝卜素、维生素 C，和橙子搭配食用，可增强免疫力、润肤养颜。

橙子+银耳=润肤、防癌

●橙子与富含膳食纤维、多糖类物质的银耳搭配，不仅能通便防癌，还有降低血脂、预防血栓、滋润肌肤的作用。

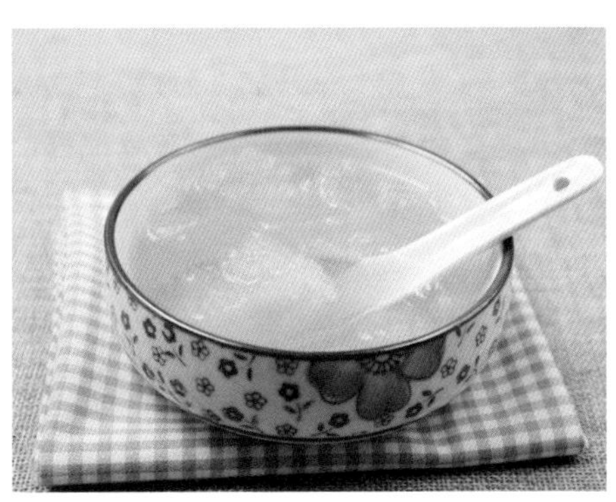

柠檬 含多种防癌物质的“药果”

防癌有效成分：维生素 C、果胶、柠檬苦素

推荐用量：每人每天 50 克

不宜人群：胃溃疡、胃酸过多者

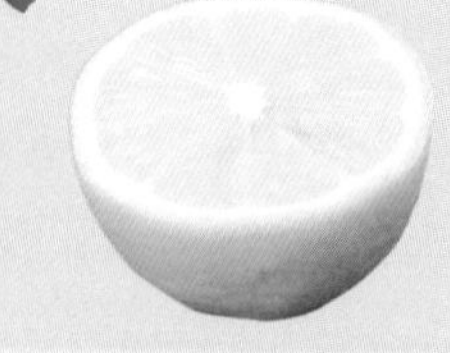

为什么能防癌抗癌

●柠檬是一种营养和药用价值极高的水果，被誉为“药果”。柠檬中富含维生素 C（22 毫克 /100 克），而且钙、钾、镁等矿物质的含量也是柑橘类水果中的佼佼者。

●柠檬中含有机酸及黄酮苷类物质，能抑制致癌物对身体的侵害；柠檬中的果胶不仅能通便排毒，还有助于预防直肠癌、结肠癌。

●柠檬中含有柠檬苦素。《中国细胞生物学学报》有文章指出，柑橘类柠檬苦素具有抑制癌细胞生物活性的作用。

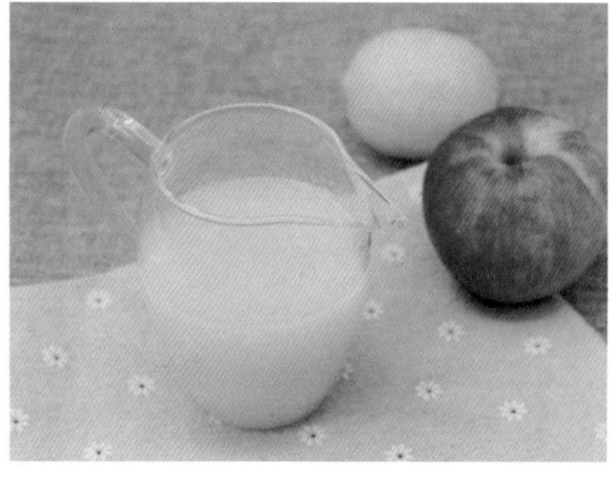

这样吃防癌效果好

●柠檬宜搭配其他水果及蔬菜榨汁饮用，能避免维生素 C 流失，增强防癌功效。

●做沙拉时，加入适量的柠檬汁，不仅风味独特，还可增强营养。

爱心贴士

柠檬味道过酸，不宜多食，否则胃肠道功能会受到损害，容易导致腹泻。

有益防癌抗癌的搭配

柠檬+蜂蜜=排毒防癌

●柠檬营养丰富，与蜂蜜搭配食用，不仅能缓解酸味，还具有清热解毒、排毒防癌的功效。

柠檬+苹果=提升免疫力

●柠檬和苹果一起榨汁，富含多种维生素，若连渣一起食用，能吸收更多营养物质，经常饮用有助于提升机体免疫力。

山楂 消食抗癌的“胭脂果”

防癌有效成分：维生素 C、维生素 E、膳食纤维

推荐用量：每人每天 30 ~ 50 克

不宜人群：胃酸过多、牙病患者

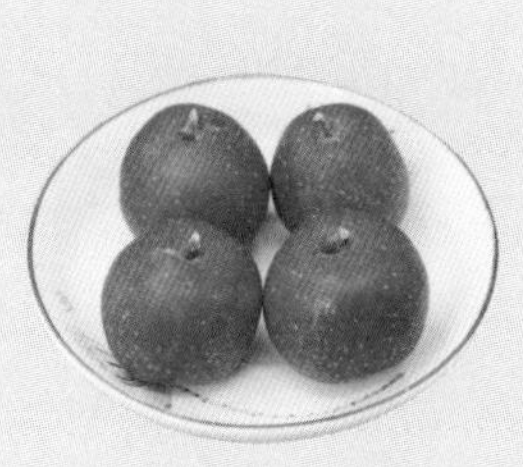

为什么能防癌抗癌

●山楂又名山里红、胭脂果，所含的解脂酶能促进脂肪类食物的消化，是公认的消食、促消化的好选择。

●据测定，每 100 克山楂中含维生素 C 53 毫克，是柠檬的 2 倍多；含维生素 E 7.32 毫克，有良好的抗氧化性；含膳食纤维 3.1 克，可防治便秘、预防肠癌。

●科学家研究发现，从山楂中提取的黄酮类化合物，具有较强的抗肿瘤作用。此外，山楂提取液对黄曲霉毒素的致突变作用有显著的抑制效果。

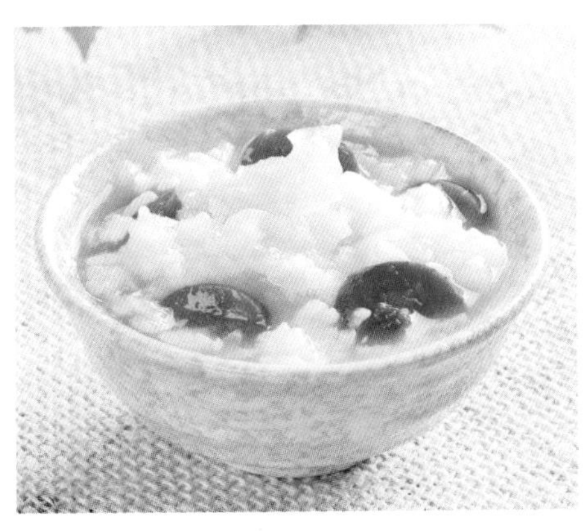

这样吃防癌效果好

●山楂最好煮熟后再食用，这样所含的营养素容易被吸收，可有效对抗癌症。

●忌用铁锅煮山楂，因为山楂的果酸遇铁会生成含铁化合物，大量摄入易导致中毒。

爱心贴士

山楂中含有大量有机酸，空腹食用会使胃酸猛增，对胃黏膜产生不良刺激，容易导致胃部不适。

有益防癌抗癌的搭配

山楂+决明子=消食、降脂、明目

●山楂与决明子搭配泡茶，十分适合久用手机和电脑的人饮用，有不错的促消化、降脂明目的功效。

山楂+银耳、粳米=降压减肥、通便防癌

●山楂与银耳、粳米搭配煮粥，能减少营养流失，最大限度发挥山楂通便、防癌的作用。

红枣（鲜） 天然的“维生素丸”

防癌有效成分：维生素 C、膳食纤维、三萜类化合物
推荐用量：每人每天 50 克
不宜人群：上火、便秘、糖尿病患者

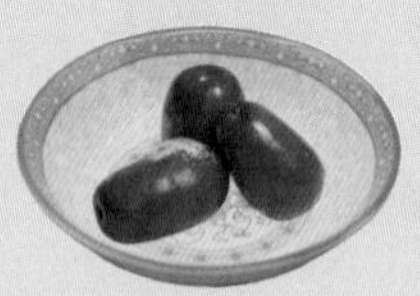

为什么能防癌抗癌

●红枣（鲜）富含多种维生素，有“天然维生素丸”的美誉。据测定，每 100 克红枣（鲜）含胡萝卜素 240 微克、维生素 A 40 微克、维生素 C 243 毫克、维生素 E 0.78 毫克，是人体补充维生素的好来源。

●红枣（鲜）中还含有丰富的膳食纤维，约为每 100 克含膳食纤维 1.9 克，能有效促进肠胃蠕动，缩短有害物质在肠道停留的时间。

●红枣（鲜）中含有环磷酸腺苷，是人体热量代谢的必需物质，能消除疲劳、增强体质、预防心血管疾病；含有三萜类化合物，有较强的抗过敏、抗肿瘤的作用；含有皂类物质，可调节人体代谢、降低胆固醇；含有活性物质红枣多糖，有明显促进淋巴细胞功能的作用。

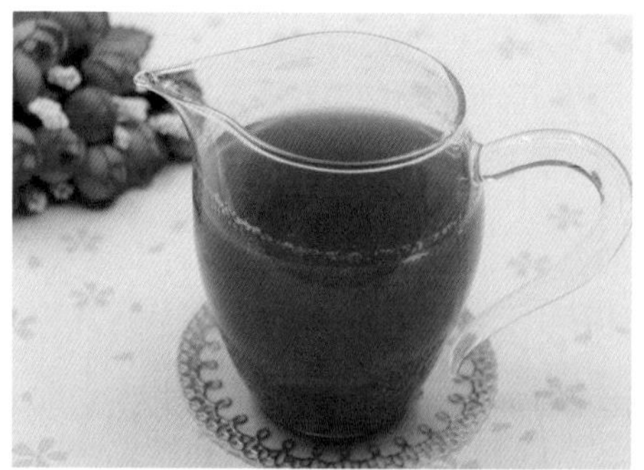

这样吃防癌效果好

●红枣（鲜）的维生素 C 含量十分丰富，一般洗净后直接食用即可。

●红枣（鲜）洗净后去核，与凉白开按 1：1 的比例搭配榨汁，也是不错的选择。

有益防癌抗癌的搭配

红枣（鲜）+香蕉=通便防癌

●新鲜红枣是一种营养丰富的水果，洗净、去核后与香蕉等水果搭配酸奶制作成沙拉，对人体健康十分有益。

红枣（鲜）+苹果=增强体质

●红枣和富含多种维生素、苹果多酚、类黄酮化合物的苹果搭配榨汁，具有良好的抗衰防癌、增强身体抵抗力的作用。

维生素 E：保护细胞，清除自由基

维生素 E 是抗氧化物，可以保护皮肤、神经、肌肉，并维持人体循环系统以及心脏的良好运作。那么，维生素 E 是如何发挥抗癌功效的呢？

首先，人体内存在一种代谢产物——氧自由基，会侵袭人体细胞中的 DNA，从而使细胞发生突变。而维生素 E 具有较强的抗氧化性，能有效抑制和消除氧自由基，保护细胞的正常分化。

其次，维生素 E 可以促进体内维生素 A 的活动，从而有效强化维生素 A 及胡萝卜素的抗癌作用。

此外，维生素 E 与维生素 C 一样，能抑制致癌性较强的亚硝胺形成，且维生素 E 是脂溶性的，而维生素 C 是水溶性的，两者相辅相成，防癌抗癌的效果更佳。

维生素E缺乏的信号

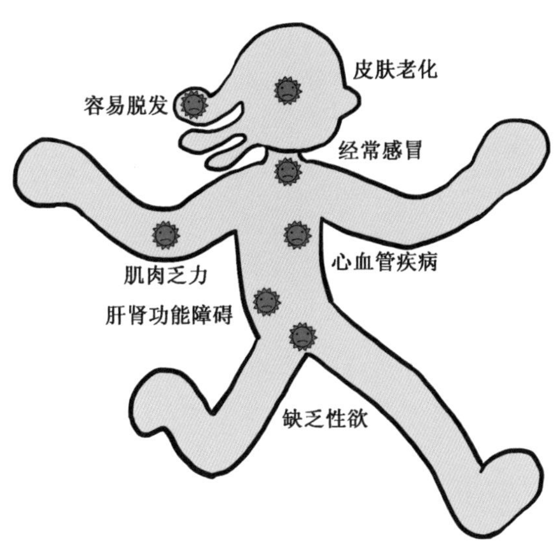

特别提醒

当维生素 E 摄入不足时，会使头发干枯、易脱落。维生素 E 不足，还容易导致血管堆积过多的脂肪、废物，从而易诱发心血管疾病。

每日建议摄入量

中国营养学会建议，成人每天维生素 E 的摄入量为 14 毫克。

14 毫克
维生素 E
=
+
+
15 克核桃
15 克黑芝麻
38 克榛子

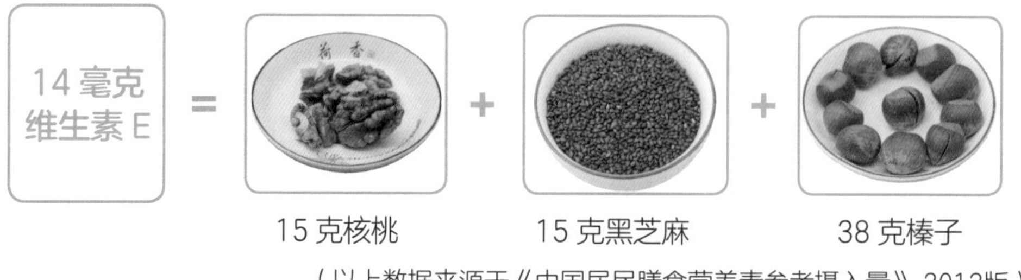

（以上数据来源于《中国居民膳食营养素参考摄入量》2013版）

增加维生素E的摄入

1.以植物油为主

植物油中维生素 E 含量较高，日常饮食应以花生油、大豆油等植物油为主。

2.避免油炸

维生素 E 在高温中会遭到破坏，因此富含维生素 E 的食物尽量不要油炸。

3.合理搭配

宜将富含维生素 E 的食物和富含硒的食物搭配在一起食用，因为硒能促进维生素 E 的吸收。

特别提醒

需要指出的是，维生素 E 和其他脂溶性维生素不同，无法长期储存在人体内，因此需要经常补充。

维生素E的食物来源

富含维生素 E 的食物

类别	食物
五谷	麦芽、全麦、黑豆、黄豆等
蔬菜	口蘑、胡萝卜、菠菜、莴笋等
动物性食物	瘦肉、动物肝脏等
坚果类	核桃、杏仁、榛子、松子、葵花子等
油脂类	豆油、花生油、香油、橄榄油、葵花子油等

芝麻 黑白双色的“仙家食物”

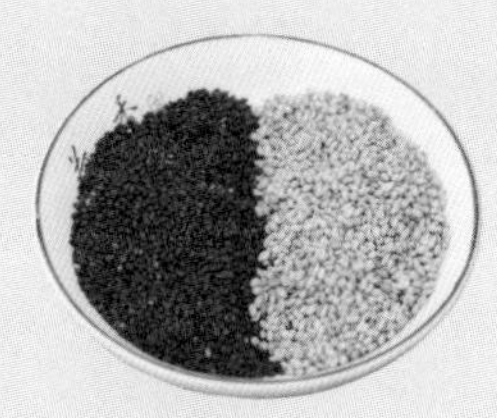

防癌有效成分：维生素 E、膳食纤维、芝麻素

推荐用量：每人每天 15 ~ 20 克

不宜人群：慢性肠炎、腹泻者

为什么能防癌抗癌

●芝麻被誉为“仙家食物”，有黑、白两种，都含有丰富的维生素 E。据测定，每 100 克黑芝麻含维生素 E 50.4 毫克，每 100 克白芝麻含维生素 E 38.28 毫克。

●芝麻是高膳食纤维食物，黑芝麻含量为 14%，白芝麻为 9.8%，这正是芝麻具有润肠通便作用的重要原因。

●芝麻中还富含亚油酸，属于不饱和脂肪酸，能降低胆固醇、改善微循环；含有芝麻素，可提高对细菌、病毒的抵抗力，且有助于抑制癌细胞；含有木酚素类物质，具有较强的抗氧化性，可防止正常细胞被自由基破坏。

这样吃防癌效果好

●芝麻外有一层稍硬的壳，不容易消化，因此宜将芝麻碾碎食用。

●将芝麻磨成粉，与粳米一起熬煮成粥，可以提高对芝麻所含营养的吸收率。

有益防癌抗癌的搭配

芝麻+蜂蜜=乌发、养颜

●将黑芝麻炒香、捣碎，加入蜂蜜搅拌成糊状，经常用温水冲服，具有乌发、养颜、通便、抗癌等功效。

芝麻+黑豆=增强抗癌功效

●黑豆富含维生素 E、花青素和异黄酮，与芝麻搭配制作豆浆，具有良好的保护心血管、预防癌症的功效。

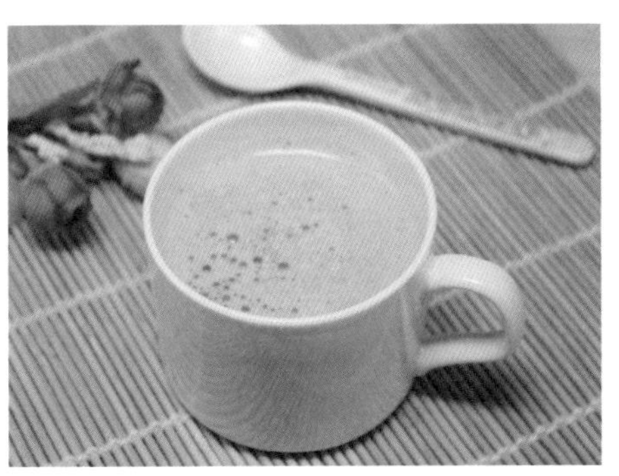

杏仁 神奇的益寿抗癌坚果

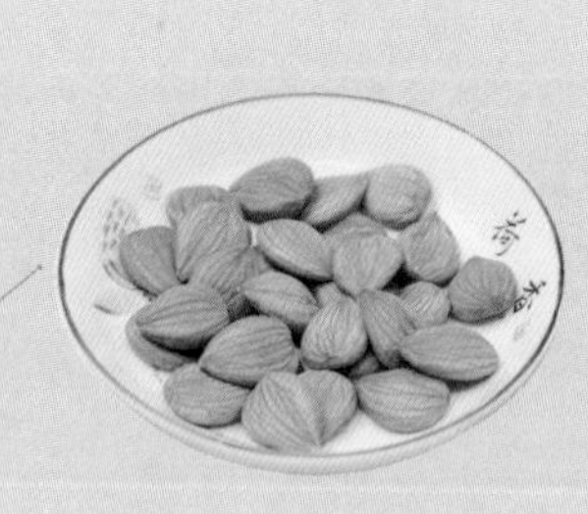

防癌有效成分：维生素 C、维生素 E、硒
推荐用量：每人每天 20 克
不宜人群：骨折患者

为什么能防癌抗癌

●杏仁营养丰富，是人体优质蛋白、不饱和脂肪酸、多种维生素及矿物质的好来源，经常适当食用可提升免疫力。《营养学会杂志》推荐，吃杏仁有助于预防糖尿病和心脏病。

●据测定，每 100 克杏仁中含维生素 E 18.5 毫克、硒 15.65 微克，两者都是防癌抗癌的重要营养素，且硒元素可促进人体对维生素 E 的吸收。

●每 100 克杏仁中含有维生素 C 26 毫克，可阻止亚硝胺类化合物的形成，促进细胞再生。

●每 100 克杏仁含膳食纤维 8 克，还含有丰富的杏仁油，可促进肠胃蠕动，有良好的通便排毒作用。

这样吃防癌效果好

●杏仁可分为苦杏仁和甜杏仁。苦杏仁又称北杏，带苦味，通常作为药用，有小毒，不能多食；甜杏仁又称南杏，味道微甜、细腻，可作为休闲坚果，也可用于榨汁。

有益防癌抗癌的搭配

杏仁+牛奶=养颜防癌

●杏仁与营养丰富的牛奶搭配，制作杏仁奶，不仅风味独特，而且具有美白养颜、抗衰防癌的功效。

杏仁+芹菜=通便防癌

●杏仁与芹菜都含有丰富的膳食纤维、维生素 C、维生素 E，两者搭配食用，通便防癌效果俱佳。

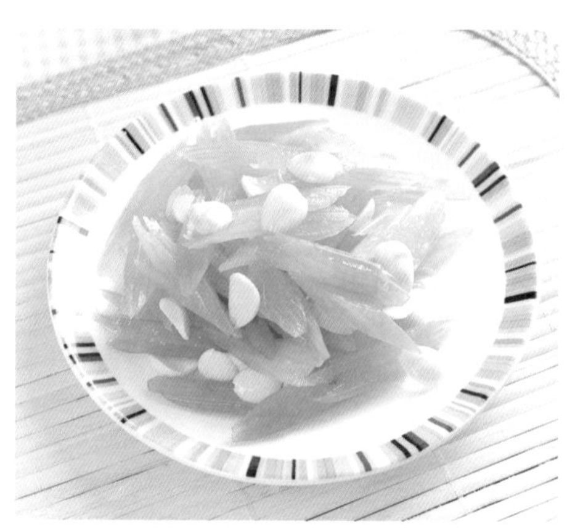

核桃 防癌抗衰老的“益智果”

防癌有效成分：维生素 E、不饱和脂肪酸、膳食纤维
推荐用量：每人每天 20 ~ 30 克
不宜人群：上火、腹泻者

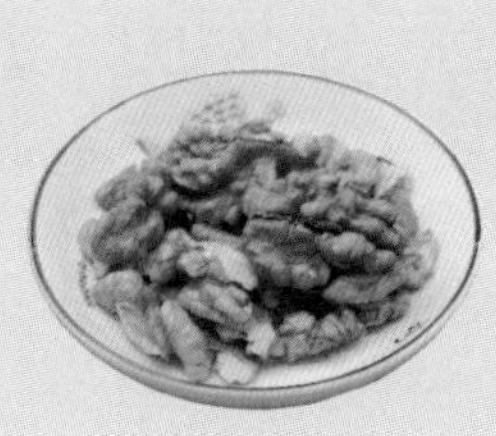

为什么能防癌抗癌

●核桃被誉为“益智果”，富含蛋白质和脂肪，且所含脂肪酸中约有 86% 是不饱和脂肪酸，不仅能增长智力、提高记忆力，而且能保持细胞膜的相对流动性，以保证细胞的正常生理功能。

●据测定，每 100 克核桃中含维生素 E 43.2 毫克、硒元素 4.62 微克，具有良好的清除自由基、防癌抗癌的作用。

●此外，每 100 克核桃中含有膳食纤维 9.5 克、钾 385 毫克、钙 56 毫克、镁 131 毫克，还含有少量的胡萝卜素（30 微克）、维生素 A（5 微克）和维生素 C（1 毫克）。

●英国《营养学杂志》有文章指出，适当食用核桃能降低胆固醇水平，预防骨质疏松及前列腺癌。

这样吃防癌效果好

●美国饮食协会建议，每周最好吃 2 ~ 3 次核桃。

●核桃可以直接当零食食用，也可以用来制作豆浆、煮粥及作为配菜。

●核桃含有较多油脂，不宜一次吃得过多，否则会引起消化不良。

有益防癌抗癌的搭配

核桃+芝麻=益智抗癌

●核桃与芝麻一起碾碎食用，不仅富含维生素 E，还含有丰富的不饱和脂肪酸、芝麻素及矿物质，可健脑益智、抗癌缓衰。

核桃+紫米=预防多种疾病

●核桃与富含花青素、膳食纤维及矿物质的紫米搭配煮粥，有助于预防动脉粥样硬化、高血压、糖尿病及癌症。

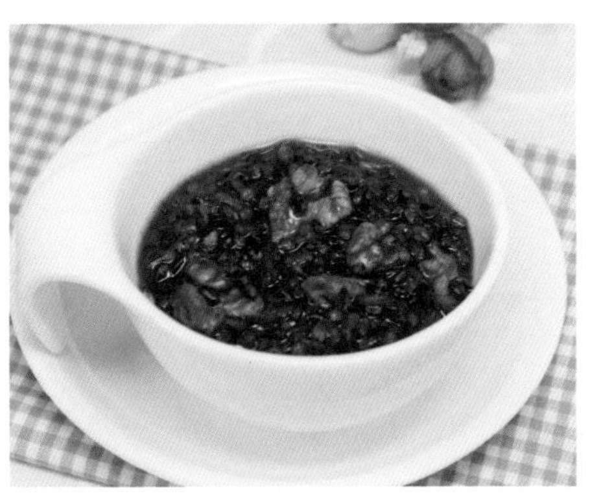

棒子 有效防止细胞氧化

防癌有效成分：维生素 E、膳食纤维、紫杉酚

推荐用量：每人每天 50 克

不宜人群：胆功能不佳、腹泻者

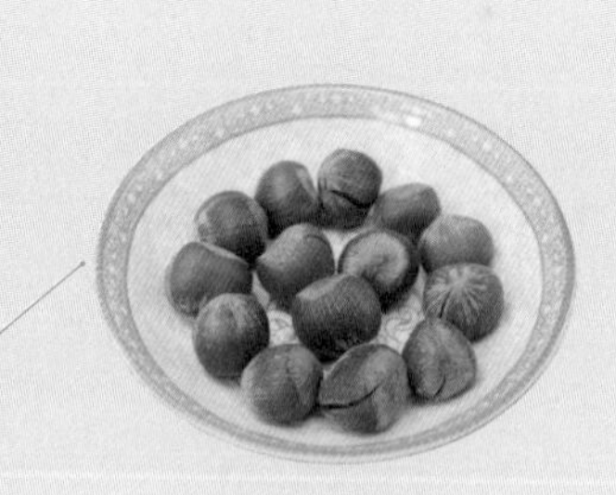

为什么能防癌抗癌

●榛子又名山板栗，所含营养是坚果中的佼佼者。据测定，每 100 克榛子中含蛋白质 20 克、脂肪 44.8 克，还含有钙 104 毫克、钾 1244 毫克、磷 422 毫克、镁 420 毫克、铁 6.4 毫克、锌 5.83 毫克。

●每 100 克榛子中除含有维生素 E 36.43 毫克外，还含有膳食纤维 9.6 克，可预防心血管疾病、防止细胞氧化。

●榛子中还含有独特的抗癌成分——紫杉酚。科学家研究发现，紫杉酚对乳腺癌、卵巢癌具有良好的抑制作用。

这样吃防癌效果好

●榛子切碎和粳米等谷物搭配煮粥，不仅营养丰富，还容易消化吸收，充分发挥防癌功效。

●将榛子碎末加入水果沙拉或新鲜的蔬菜沙拉中，可以为菜肴增加蛋白质和抗氧化成分。

有益防癌抗癌的搭配

榛子+小米=助消化、抗氧化

●榛子和小米搭配煮粥，不仅营养齐全，而且含有众多抗氧化成分，有助于身体对抗癌营养素的吸收。

榛子+黄豆、杏仁=抗氧化作用更强

●榛子与黄豆、杏仁搭配制作豆浆，富含不饱和脂肪酸、大量维生素及矿物质，尤其适合冬季饮用。

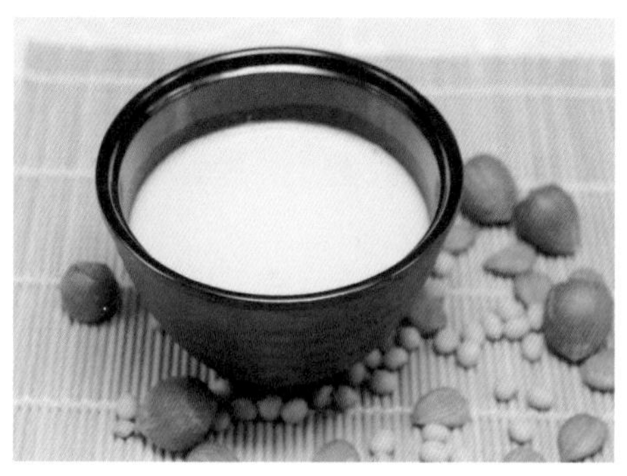

Part 4

矿物质，维持人体代谢，对抗癌细胞

矿物质是食物重要的营养成分，在人体内含量虽少，但对于维持人体代谢和健康有着重要意义。在众多矿物质中，有些可能致癌，如铅、铬等；而钾、硒、锌、镁、钼等矿物质，对于癌症则有一定的预防作用。

钾元素：防癌抗癌的神奇矿物质

钾是人体必需的矿物质，不仅参与新陈代谢，还能维持肌肉与神经的正常功能、维护心肌活动。此外，增加钾的摄入能增强机体的抗癌能力。

科学家研究发现，正常细胞里的钾是钠的 5 ~ 10 倍，而癌细胞的钾和钠的比例要明显低于正常细胞。此外，人体内的钾至少应是钠的两倍。不过，很多人的饮食习惯却造成相反的效果，导致吸收的钠往往过多。现代人癌症高发，与人体内钾含量过低、钠含量过高有密切关系。因此，在日常饮食中增加钾的摄入、限制钠的摄入，有利于恢复体内钾、钠的均衡状态，从而发挥较好的抑制癌症的作用。

钾元素缺乏的信号

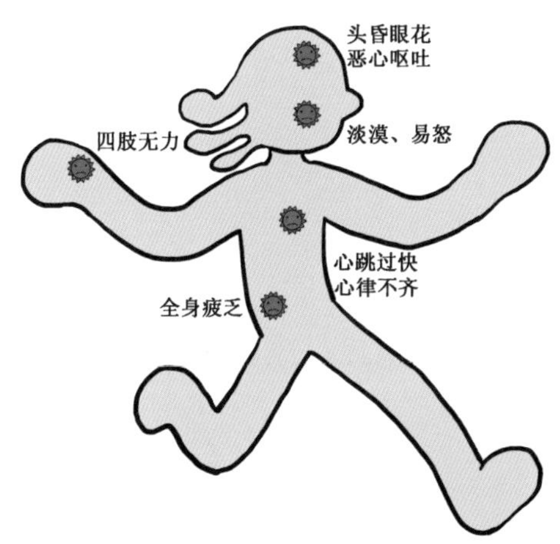

特别提醒

钾元素摄取不足时，无法有效维持心肌的正常功能，容易导致心律不齐；此外，还容易导致肌肉无力、全身疲乏，甚至引发低血糖症状。

每日建议摄入量

中国营养学会建议，成人每天钾元素的摄入量为 2000 毫克。

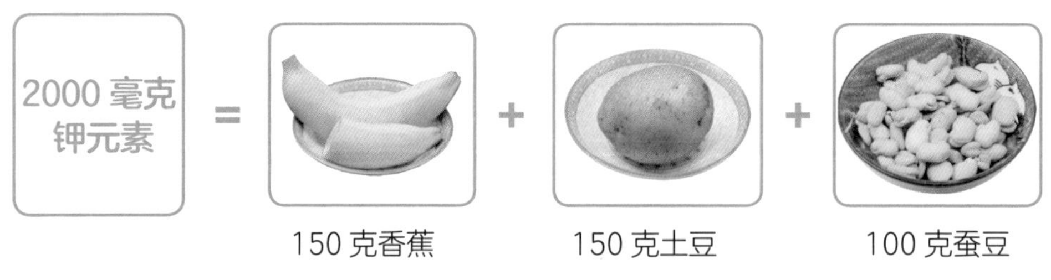

150 克香蕉　150 克土豆　100 克蚕豆

（以上数据来源于《中国居民膳食营养素参考摄入量》2013版）

增加钾元素的摄入

1.多吃蔬果

几乎所有的蔬菜水果中都含有一定量的钾元素，平时应适当多吃蔬果。

2.主食多样化

主食中也有含钾多的食物，比如小米、荞麦、红小豆等。

3.尽量避免热加工

钾属于水溶性的，容易在烹调或浸泡的过程中流失，所以未经热加工的蔬果是获取钾最好的途径。

特别提醒

一般来说，不用担心钾元素摄入过多，因为人体有自行调节的功能。不过，患有肾脏疾病者由于肾功能减退而无法有效排出钾元素，容易导致高钾血症，日常饮食必须限制钾的摄入量。

钾元素的食物来源

富含钾元素的食物

蔬菜	口蘑、竹笋、莴笋、芦笋、土豆、芋头、番茄、菠菜等
水果	香蕉、苹果、西瓜、猕猴桃、牛油果等
豆类	黄豆、毛豆、蚕豆、绿豆、红小豆等
坚果	花生、核桃、杏仁等
其他	牛奶、金枪鱼等

蚕豆 维持体内矿物质群平衡

防癌有效成分：钾、膳食纤维、植物凝集素

推荐用量：每人每天 80 克

不宜人群：过敏、腹泻者

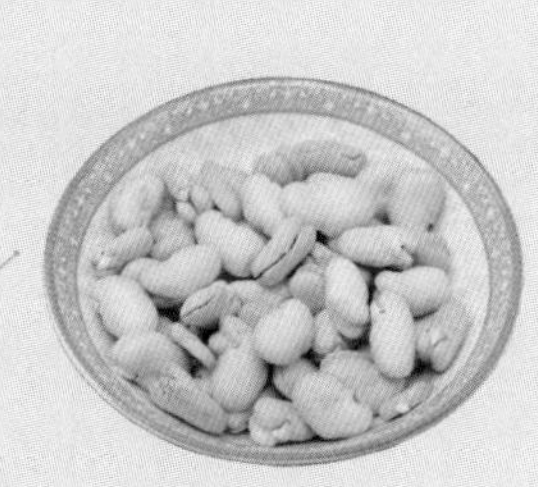

为什么能防癌抗癌

● 据测定，每 100 克蚕豆中含钾元素 1117 毫克、钠元素 86 毫克，钾与钠的比例为 12.9：1，有利于维持体内矿物质平衡，可增强人体的抗癌能力。

● 蚕豆中含有丰富的植物蛋白，对延缓动脉粥样硬化有显著作用；含有大量膳食纤维，可有效降低血液胆固醇，有良好的通便防癌功效。

● 此外，蚕豆中还含有一种植物凝集素的蛋白质，它具有一定的抑制癌细胞生长的作用，可预防胃癌、食管癌、子宫颈癌等。

这样吃防癌效果好

● 蚕豆清煮、做汤食用，味道清淡，且不易破坏其中的营养素，是不错的防癌吃法。

● 新鲜蚕豆一剥出来就应马上入锅烹饪，放时间长了豆皮会变老，影响消化吸收。

有益防癌抗癌的搭配

蚕豆+口蘑=降血压、防便秘

● 口蘑含有丰富的钾和膳食纤维，与蚕豆一起炒食，不仅有助于排出体内钠盐，还有降血压、通便秘、防癌症的作用。

蚕豆+枸杞子=降压防癌

● 蚕豆富含钾元素，枸杞子富含维生素 A、胡萝卜素，两者搭配防癌功效更佳，且适合高血压、糖尿病患者食用。

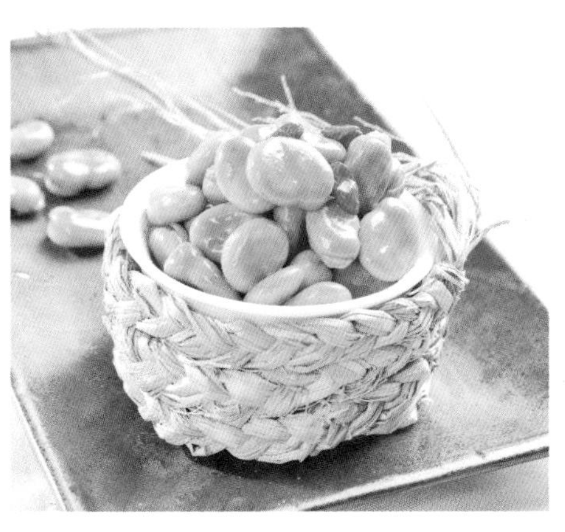

土豆 高钾低钠的“地下苹果”

防癌有效成分：钾、膳食纤维、维生素 C

推荐用量：每人每天 100 克

不宜人群：肾功能不佳者

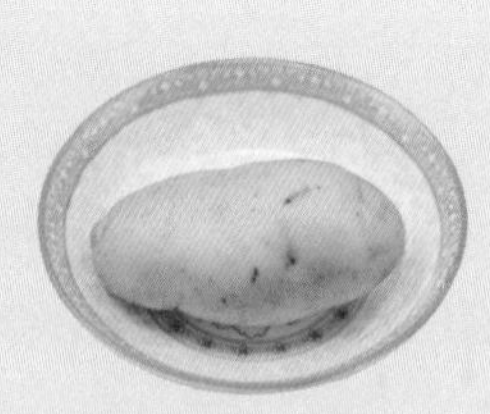

为什么能防癌抗癌

● 土豆有“地下苹果”之称，属于典型的高钾、低钠食物。据测定，每 100 克土豆含钾 342 毫克，含钠仅为 2.7 毫克，有助于维持肌肉与神经健康、降压防癌。

● 此外，每 100 克土豆中含有膳食纤维 0.7 克、维生素 C 27 毫克、维生素 E 0.34 毫克、镁 23 毫克、锌 0.37 毫克，还含有少量的维生素 A 及胡萝卜素。

● 土豆中还含有对人体有特殊保护作用的黏液蛋白，可维持消化道、呼吸道健康；含有维生素 B_6，可促进肌肉及体内组织修复、增强免疫细胞的功能，有助于提升人体防病抗癌的能力。

这样吃防癌效果好

● 土豆可以蒸、煮以代替主食，发挥其清肠、防癌的功效。不过，应尽量避免高温油炸，以免产生致癌物。

● 切好的土豆丝、片不要长时间泡在水里，否则会导致营养流失。

有益防癌抗癌的搭配

土豆+牛肉=增强免疫力

● 土豆和牛肉搭配，含有丰富的蛋白质、多种维生素及钾、镁、铁、锌、硒等矿物质，可提升人体免疫力。

土豆+海带、胡萝卜=促进新陈代谢

● 三者切成丝搭配凉拌，富含膳食纤维及抗氧化营养成分，能有效促进人体新陈代谢。

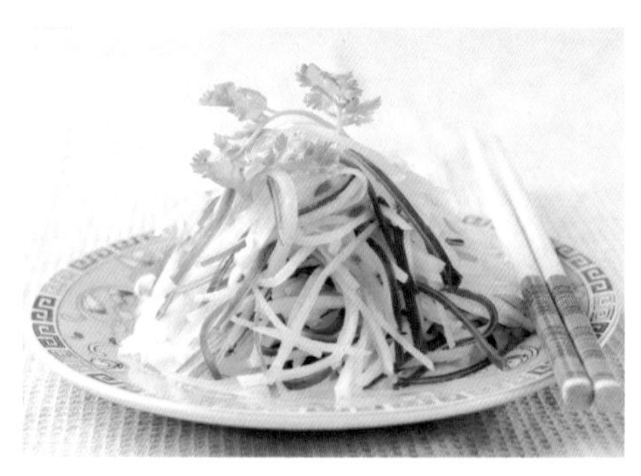

竹笋 吸脂防癌的“刮油菜”

防癌有效成分：钾、膳食纤维

推荐用量：每人每天 100 克

不宜人群：胃溃疡、肠炎、肾炎患者

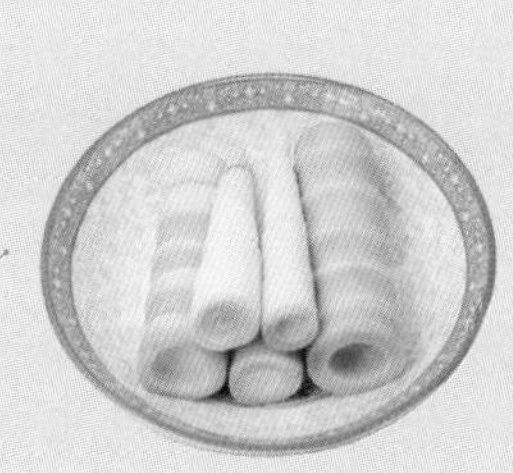

为什么能防癌抗癌

●竹笋又被称为“刮油菜”，属于低热量、低脂肪、高纤维的健康食材。据测定，每 100 克竹笋的热量为 23 千卡，含脂肪 0.2 克，含膳食纤维则高达 1.8 克。

●每 100 克竹笋含钾 389 毫克，含钠仅为 0.4 毫克，有利于促进体内多余的钠盐排出，有利于预防高血压、降低患癌风险。

●《现代中西医结合杂志》有文章指出，竹笋的提取液具有明显的护肝作用。

这样吃防癌效果好

●竹笋中蛋白质含量较高，但必需氨基酸中的甲硫氨酸含量较低，与谷类搭配营养更全面。

●用开水焯一下竹笋，可以去除其中的草酸，从而不影响人体对钙的吸收。

●竹笋被认为“荤素百搭”，嫩的部分可以做馅、凉拌，根部老的部分可以炖、煮。如果时节适宜，从尖到根都很鲜嫩，怎么烹饪都随心所欲。

爱心贴士

竹笋宜带壳存放在低温处，但时间不宜过久，否则会失去清香味，质地也会变老。

有益防癌抗癌的搭配

竹笋+鸡肉=营养均衡

●竹笋和鸡肉搭配食用，营养全面、均衡，并且清爽的竹笋可以使鸡肉减轻油腻感，食用更健康。

竹笋+木耳=减肥、通便、防癌

●竹笋和木耳搭配，富含膳食纤维及钾、镁、铁等矿物质，非常适合减肥人群及便秘者食用。

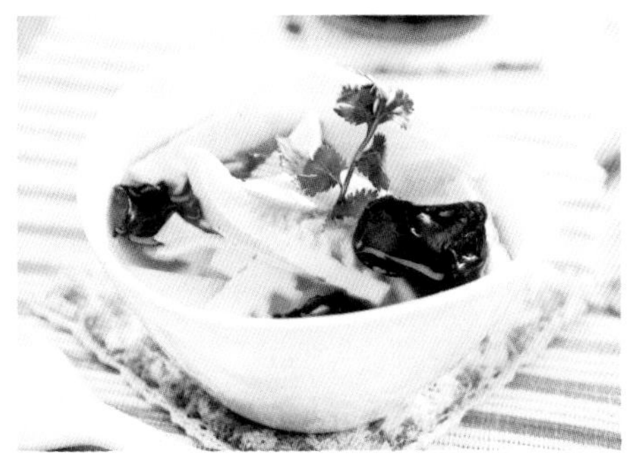

芦笋 防癌抗癌的“蔬菜之王”

防癌有效成分：钾、膳食纤维、维生素 C
推荐用量：每人每天 150 克
不宜人群：痛风、尿酸代谢异常者

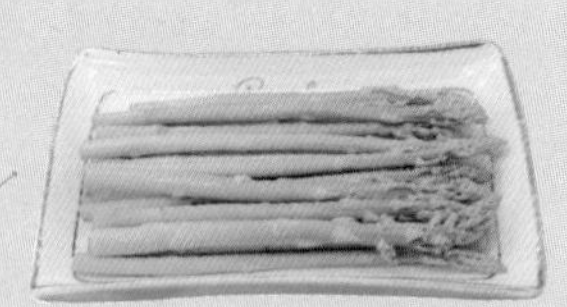

为什么能防癌抗癌

●芦笋有“蔬菜之王”的美誉，属于高钾低钠食物。据测定，每 100 克芦笋含钾 213 毫克，含钠仅为 3.1 毫克，有利于增强机体的抗癌能力。

●芦笋富含膳食纤维（1.9 克 /100 克），可通便防癌；富含维生素 C（45 毫克 /100 克），能有效抑制亚硝胺类化合物的活动；还含有丰富的叶酸，可抑制癌细胞的生长。

●《最新肿瘤》有文章指出，芦笋提取物有抑制肝癌细胞生长的功效。

这样吃防癌效果好

●选购芦笋要选择笔直、一折即断的新鲜芦笋。

●芦笋的烹调时间不宜过长，否则会造成维生素 C 大量流失。

●芦笋的重要营养成分都在尖端芽苞处，所以烹饪时要把芦笋尖一起烹饪。

有益防癌抗癌的搭配

芦笋+香菇=营养丰富

●芦笋和香菇营养丰富，均有防病抗癌的作用，两者搭配食用，营养价值更高，防癌效果更佳。

芦笋+黑木耳=抗癌防癌

●芦笋与黑木耳搭配食用，富含膳食纤维、维生素C、钾、植物胶质、木耳多糖，是抗癌防癌的好选择。

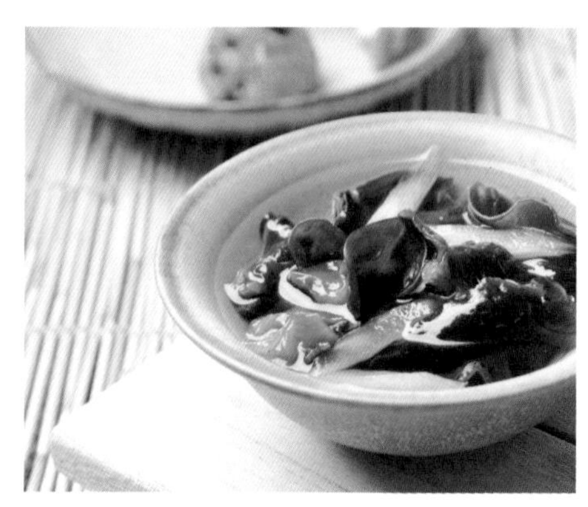

香蕉 含钾丰富的“果中皇后”

防癌有效成分：钾、膳食纤维、果胶

推荐用量：每人每天 120 克

不宜人群：糖尿病、肾炎患者

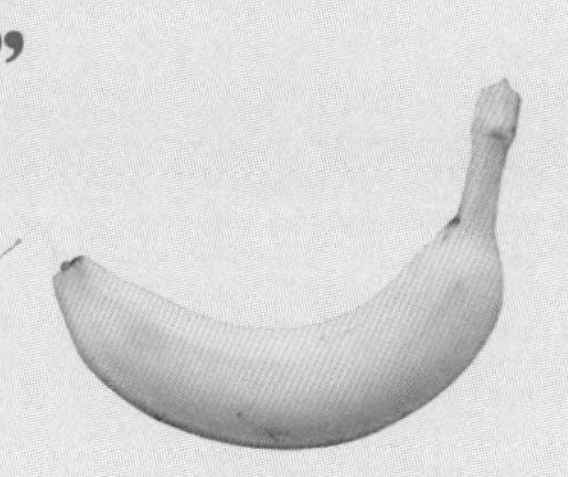

为什么能防癌抗癌

●香蕉有“果中皇后”的美誉，具有高钾、低钠的特点。据测定，每 100 克香蕉含钾 256 毫克，含钠仅为 0.8 毫克。

●每 100 克香蕉中含有膳食纤维 1.2 克，还含有丰富的果胶，具有清肠通便、预防癌症的作用。

●此外，香蕉中还含有胡萝卜素、维生素 A、维生素 B_6、维生素 C、维生素 E 及镁、锌，可提升免疫力及抗癌力。

●《营养与癌症》杂志有文章指出，经常食用香蕉有助于预防结肠癌、直肠癌。

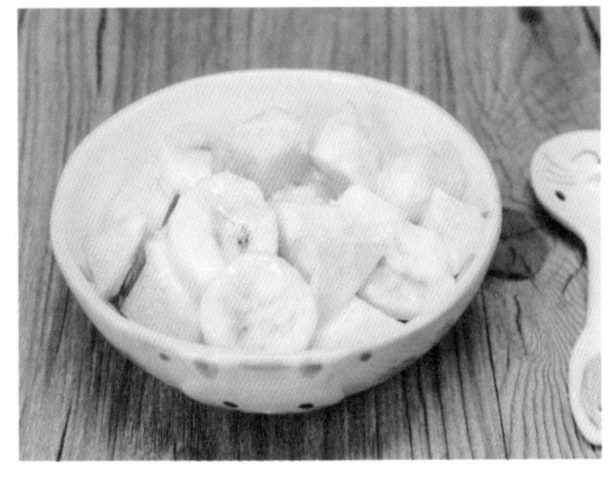

这样吃防癌效果好

●香蕉愈成熟，其表皮上的黑斑愈多，它的免疫活性也就愈高，想预防癌症可以适当多吃“黑”香蕉。

●未成熟的香蕉中含有大量的鞣酸，食用后易导致便秘，不利于防癌。

爱心贴士

食用香蕉不宜过多，否则易引起胃功能紊乱；香蕉也不宜空腹食用。

有益防癌抗癌的搭配

香蕉+燕麦=润肠通便

●香蕉与燕麦搭配煮粥，富含膳食纤维及钾、镁等矿物质，有显著的润肠通便功效。

香蕉+苹果、酸奶=营养丰富、促消化

●三者搭配制作沙拉，酸甜爽口，不仅营养丰富，而且有良好的通便排毒、防癌抗癌的作用。

硒元素：微量元素中的“防癌之王”

硒是人体必需的微量元素之一，可以保护视力、预防动脉粥样硬化、化解低落的情绪，还可以与铅、汞、镉等重金属结合，避免这些有毒金属危害人体健康。此外，硒还被誉为微量元素中的“防癌之王”。

科学家研究指出，硒的防癌作用主要与其抗氧化性有关。硒是强抗氧化物的一员，可以阻止氧自由基对正常细胞的损害，从而防止细胞癌变。硒还能促进淋巴细胞产生抗体，使血液免疫球蛋白水平增高，从而有效提高机体的免疫力，增强机体的抗癌能力。最新研究报告指出，硒元素有助于降低罹患胃癌、肺癌、食管癌、结肠癌、直肠癌和前列腺癌的概率。

硒元素缺乏的信号

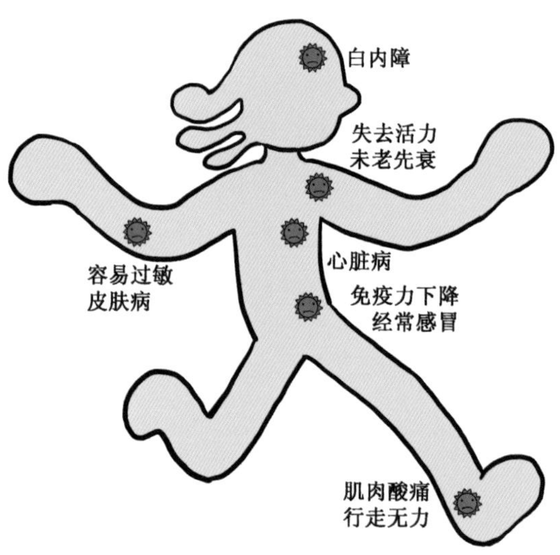

特别提醒

缺硒易诱发“克山病”，多发生于 2 ~ 6 岁儿童，表现为心律不齐、心动过速或过缓等；还易诱发“大骨节病”，多发生于青少年，主要表现为影响骨骼发育。

每日建议摄入量

中国营养学会建议，成人每天硒元素的摄入量为 60 微克。

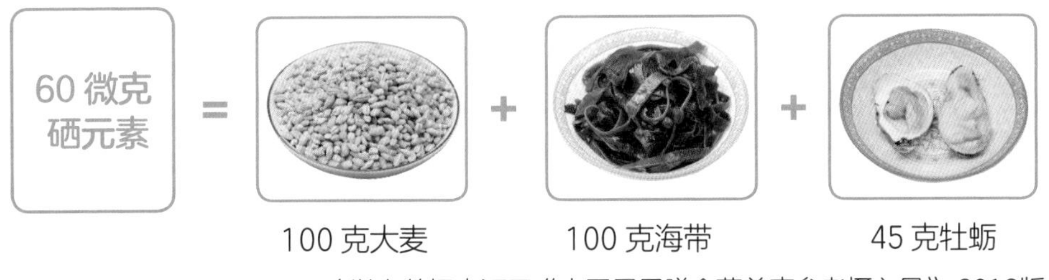

100 克大麦　　100 克海带　　45 克牡蛎

（以上数据来源于《中国居民膳食营养素参考摄入量》2013版）

增加硒元素的摄入

1.硒、维生素E同补

硒元素与维生素 E 共同作用时，能增强清除自由基的能力。

2.避免过度烹调

食物加工过度容易导致硒元素流失，应尽量避免过度烹调富含硒的食物。

3.药物补硒

在缺硒严重的情况下，可以用药物补硒，但要在医生的指导下服用。

特别提醒

硒摄入过多也不好，会引发硒中毒，造成发质干枯、掉发，或呼吸不畅。因此，每天最好不要摄取超过 200 微克的硒。

硒元素的食物来源

富含硒元素的食物

谷物	糙米、大麦、燕麦等
蔬菜	西蓝花、扁豆、香菇、草菇、大蒜、洋葱、番茄等
水果	桑葚、桂圆等
海产品	鱿鱼、牡蛎、沙丁鱼、贝类、紫菜、海带等
蛋类	鸡蛋、鸭蛋等

大麦 常喝大麦茶降糖防癌

防癌有效成分：硒、膳食纤维、木酚素
推荐用量：每人每天 80 克
不宜人群：对麸质过敏者

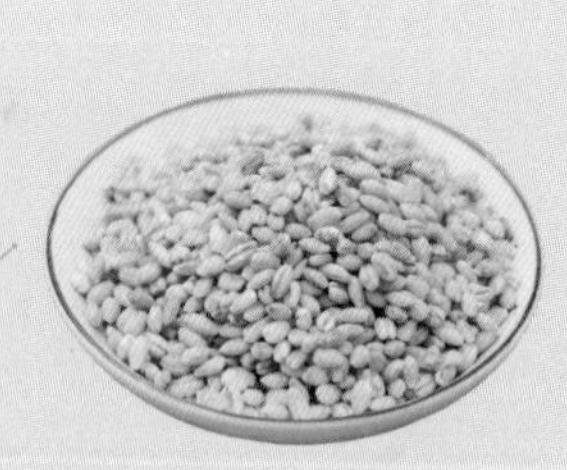

为什么能防癌抗癌

●大麦属于低脂、低糖、高纤维的健康食材，不仅能为机体提供热量，还能刺激肠胃蠕动，预防便秘、降低肠癌的发生率。

●大麦中含有丰富的钙、镁、铁、锌、硒等营养成分，尤其是硒元素含量较高。据测定，每 100 克大麦中含硒量高达 9.8 微克。

●大麦中还含有木酚素，可抗氧化、抑制癌细胞生长，有助于降低患癌的风险。

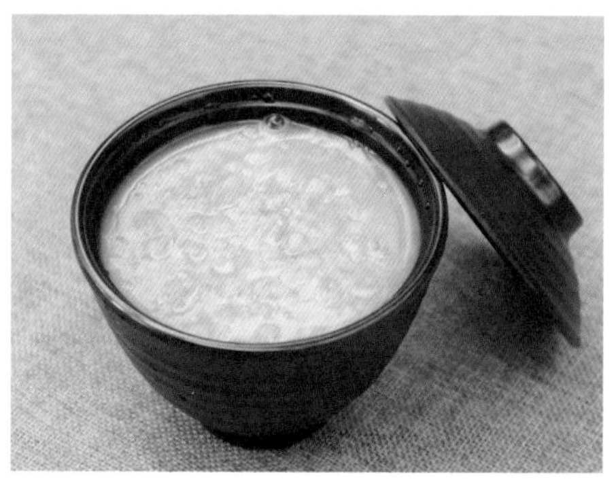

这样吃防癌效果好

●将大麦炒制可以做成大麦茶，具有良好的保健抗癌功效。

●烹调前应先大麦浸泡半小时以上，以促进营养成分的释放。

爱心贴士

大麦具有淡淡的坚果味，挑选大麦以颗粒饱满、完整、无杂质、无虫蛀，色泽呈现黄褐色为佳。

有益防癌抗癌的搭配

大麦+南瓜=促进营养吸收

●大麦和南瓜搭配煮粥，香甜软糯，营养丰富易吸收，还可降低胆固醇、调节血糖、预防心血管疾病。

大麦+玉米=均衡营养、预防癌症

●大麦和玉米都是抗癌的优质食材，两者搭配煮粥，清甜适口，尤其富含膳食纤维、硒、叶黄素，是营养均衡的好组合。

香菇 富含硒的“百菇之王”

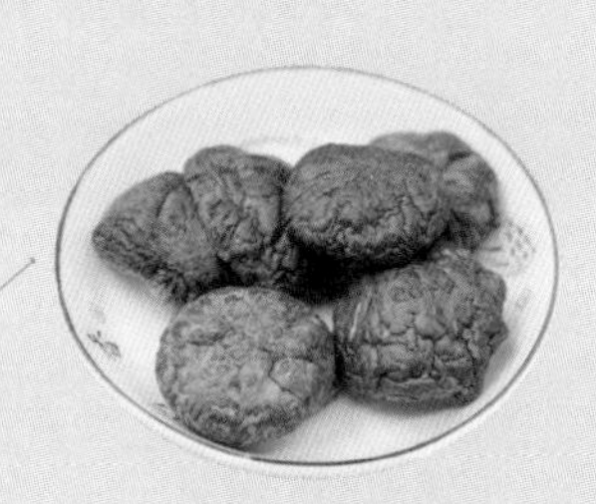

防癌有效成分：硒、钾、香菇多糖

推荐用量：每人每天 15 克（干品）

不宜人群：痛风、尿酸过高者

为什么能防癌抗癌

●香菇被称为“百菇之王”，每 100 克干香菇含硒元素 6.42 微克，在菌菇类食物中名列前茅。

●香菇是典型的高钾、低钠的健康食材，每 100 克干香菇含钾元素 464 毫克，而含钠元素仅有 11.2 毫克；还含有丰富的膳食纤维，有助于预防便秘及肠癌。

●香菇中含有的香菇多糖，可调节人体免疫力、保护肝脏；含有独特的香菇嘌呤，有较强的抗病毒作用；含有的核糖核酸，可刺激机体释放干扰素，有助于抑制病毒繁殖。

这样吃防癌效果好

●干香菇虽没有鲜香菇好看，但营养价值相对高一些。

●干香菇烹调前先用温水泡发，能将其所含的核糖核酸催化，增强防癌功效。

●泡香菇的水不要倒掉，因为香菇中的很多营养成分都溶解在水中。

有益防癌抗癌的搭配

香菇+黑木耳=通便防癌

●“百菇之王”香菇与“素中之荤”黑木耳搭配，有良好的通便排毒、增强免疫、预防癌症的作用。

香菇+豆腐=强化免疫力

●香菇营养丰富，含有多种防癌成分；豆腐富含蛋白质，且容易消化吸收。两者搭配煲汤，可补充体力、强化免疫力。不过，痛风、尿酸过高者忌食。

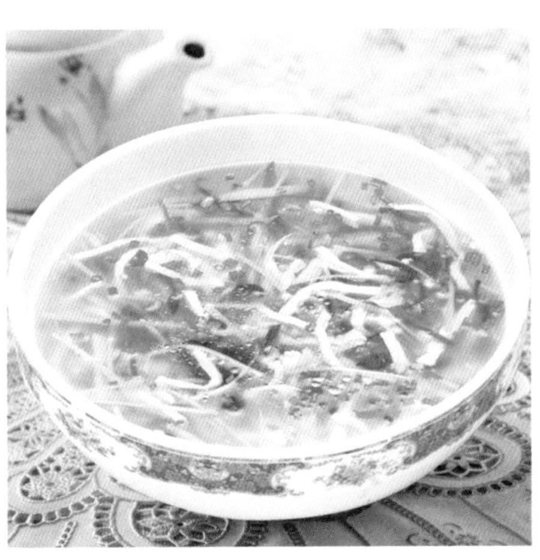

锌元素：增强白细胞的战斗力

人体中约有 1.5 ~ 2 克锌，分布在各器官、组织、体液和腺体分泌物中，可影响体内 70 种以上酶的活动，对人体新陈代谢有着重要影响。对于锌元素，营养专家指出："锌是合成蛋白质的重要物质，也是促进胶原蛋白合成的重要营养素；锌能帮助愈合人体内部与外部的伤口，并增强体内白细胞的战斗力，使身体发挥更强的免疫功能。"

此外，锌对男性的生殖健康具有重要意义，有助于维持前列腺和精液健康。研究发现，男性每日补充足够的锌，可改善某些良性前列腺疾病，且减少前列腺癌发生的概率。临床资料则表明，很多癌症患者血清中锌的含量均呈下降趋势。

锌元素缺乏的信号

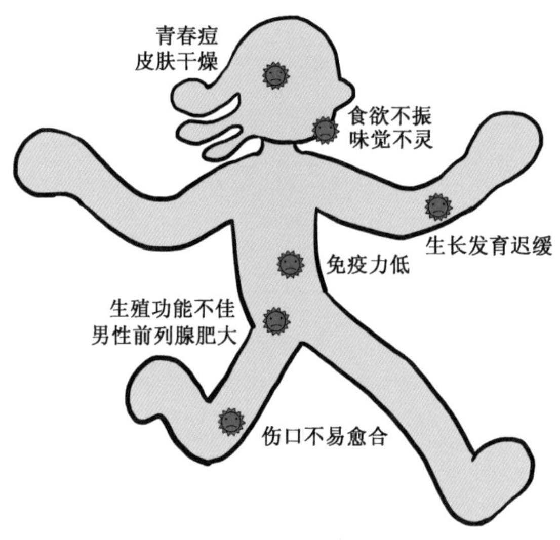

特别提醒

锌常被认为是可增强性功能的矿物质，其实这是不对的。虽然锌和男性的前列腺合成激素有关，但并不代表摄取锌就能增强性功能。不过，一旦缺乏锌，男性精子的数量会减少。

每日建议摄入量

中国营养学会建议，成年男性每天锌元素的摄入量为 12.5 毫克，女性为 7.5 毫克。

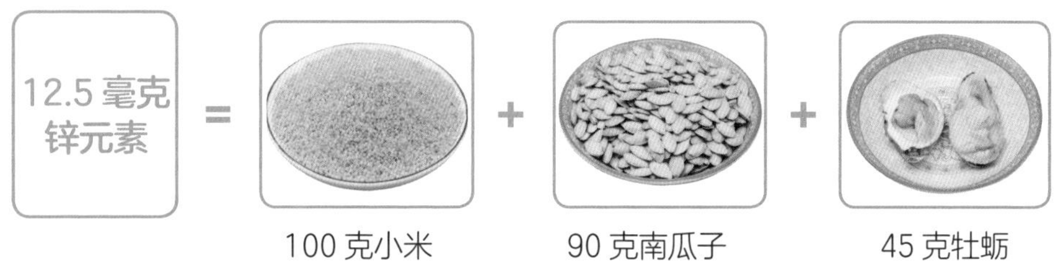

（以上数据来源于《中国居民膳食营养素参考摄入量》2013版）

增加锌元素的摄入

1.适当吃些海鲜

补锌可以适当吃些海鲜，比如蛤蜊、牡蛎等，这些食物含锌量都非常高。

2.锌钙同补

吃富含锌元素食物的同时，再吃些含钙丰富的食物，可促进锌的吸收和利用。

3.避免精细饮食

食物精加工后，锌的含量大为减少，如小麦磨成面粉，其中锌的含量减少了 4/5，因此平时饮食不能过于精细。

特别提醒

锌摄入过多也不好。研究发现，每日摄取 50 ~ 300 毫克的锌，时间长了会影响铁、铜的吸收；若摄取超过 2000 毫克的锌，则易造成恶心、呕吐、腹泻、发烧等症状。

锌元素的食物来源

富含锌元素的食物

谷物	糙米、小麦、玉米、小米、高粱等
蔬菜	扁豆、白萝卜、茄子、白菜、土豆等
坚果	葵花子、南瓜子、核桃等
动物性食品	动物肝脏、牡蛎、鲜赤贝、猪瘦肉、鱼虾等

小米 锌含量在谷物中名列前茅

防癌有效成分：锌、钾、多酚类物质
推荐用量：每人每天 50 克
不宜人群：气滞、体质虚寒者

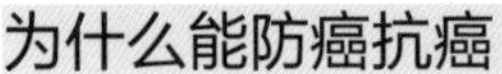

为什么能防癌抗癌

●小米通常无须精制，因此保留了更多营养。每 100 克小米含锌元素 1.87 毫克，是五谷杂粮中的佼佼者。

●小米还是高钾、低钠食物，钾钠比为 66：1；每 100 克小米中含膳食纤维 1.6 克、维生素 E 3.63 毫克、硒元素 4.74 微克，都是防癌抗癌的优质营养素。

●欧美科学家最新研究发现，小米中含有 0.3% ~ 3% 的多酚类化合物，有较强的抗氧化活性，可降低胆固醇、抗血栓、抗发炎、抗癌。

这样吃防癌效果好

●小米可用来熬粥、蒸饭，尤其小米粥是很好的防癌吃法，不过小米粥不宜太稀，稍浓一些营养会更好。

●淘洗小米时，不要用力搓，也不要长时间浸泡，否则会流失大量的营养素。

有益防癌抗癌的搭配

小米+南瓜=抗衰老、防癌

●小米和南瓜都富含胡萝卜素，在体内可转变成维生素 A，不仅有助于养护眼睛与皮肤，还有助于延缓老化、预防癌症。

小米+豆类=营养互补

●小米中所含的赖氨酸较少，与富含赖氨酸的豆类搭配煮粥或蒸饭，既有利于营养互补，又可增进食欲、促进消化。

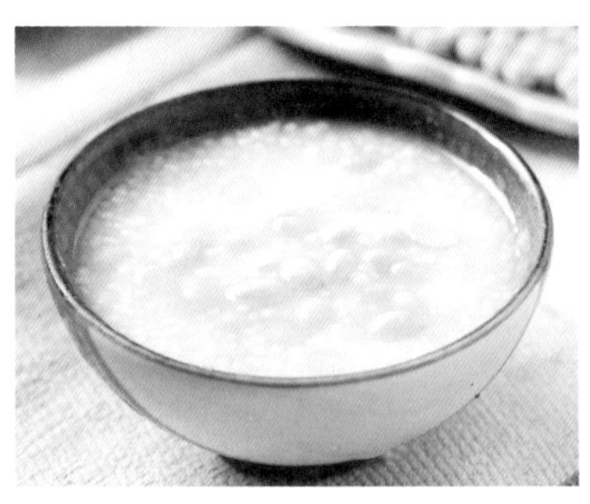

南瓜子 保护性腺、预防前列腺癌

防癌有效成分：锌、膳食纤维、维生素 E

推荐用量：每人每天 50 克

不宜人群：高血脂、胃病、肝病患者

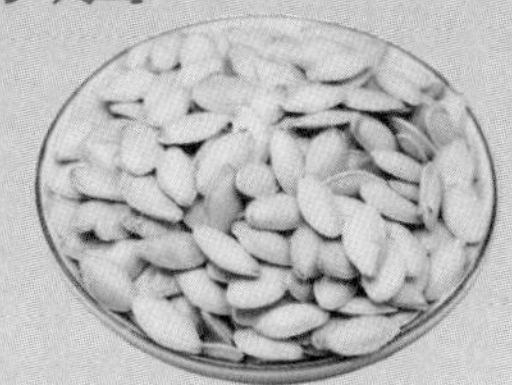

为什么能防癌抗癌

●据测定，每 100 克炒南瓜子含锌元素 6.6 毫克，在坚果中名列前茅。科学家研究发现，男士每天吃约 50 克炒熟的南瓜子，可治疗前列腺肥大、预防前列腺癌。

●吃南瓜子有助于前列腺健康，还因为南瓜子中含有丰富的脂肪酸，可帮助前列腺的激素分泌，使前列腺保持良好功能。

●此外，每 100 克炒南瓜子中还含有膳食纤维 4.1 克、维生素 E 13.25 毫克，有不错的通便排毒、清除氧自由基的作用。

这样吃防癌效果好

●南瓜子最好用手剥着吃，不要用牙嗑，否则大量唾液会粘在南瓜子皮上而丢失。

●请尽量吃原味的南瓜子，因为盐焗南瓜子，含盐量严重超标；而绿茶南瓜子，与绿茶无关，往往添加了香料。

●瓜子脂肪含量高，脂肪在体内分解比蛋白质和糖需要消耗更多的水分，因此吃南瓜子要适当多喝水。

有益防癌抗癌的搭配

南瓜子+小米=营养丰富、增强体质

●食用小米粥前，撒上一把香脆的南瓜子仁，不仅能增进食欲，而且营养十分丰富，有良好的增强体质、缓衰抗癌的作用。

南瓜子+面粉=有益前列腺健康

●南瓜子也是烘焙的常用食材，与各种面粉搭配制作成小饼、糕点等食品，深受欢迎，男士朋友经常适当食用，对前列腺健康有益。

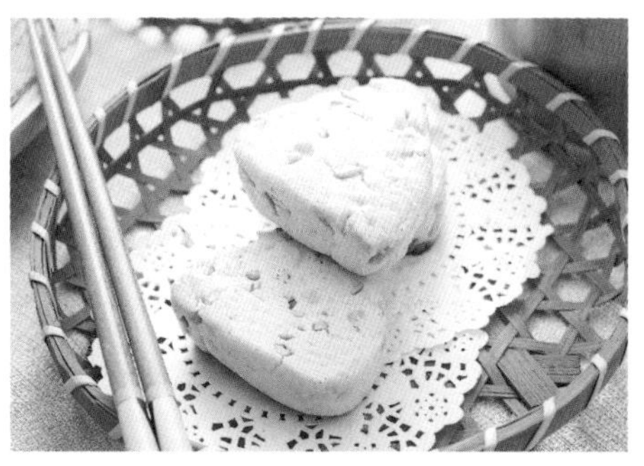

牡蛎　营养独特的“海洋牛奶”

防癌有效成分：锌、硒、谷胱甘肽

推荐用量：每人每天 2 ~ 3 个

不宜人群：体质虚寒者、慢性腹泻及皮肤病患者

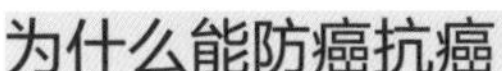

为什么能防癌抗癌

●牡蛎有“海洋牛奶”的美誉，含有优质蛋白质、ω-3 脂肪酸、多种维生素及矿物质，经常适当食用可增强人体免疫力。

●据测定，每 100 克牡蛎中含锌 9.39 毫克，可提升免疫系统功能；含硒 86.64 微克，可促进重金属排泄、防止细胞癌变。

●牡蛎中含有独特的肝糖原，肝糖原存在于肝脏与肌肉中，与细胞的分裂、再生及红细胞的活性密切相关，有助于增强肝脏功能。

●美国国立癌症研究所有研究报告指出，牡蛎中含有可以清除自由基的谷胱甘肽，有良好的抗癌功效。

这样吃防癌效果好

●鲜牡蛎采用清蒸、煮汤等烹调方法，是防癌抗癌的健康好吃法。

●牡蛎肉用清水浸泡片刻，再用盐水反复冲洗，可以杀死大部分有害的微生物。

●吃牡蛎时蘸点蒜汁，这样既可提升牡蛎的鲜味，又可增强杀菌、抗癌功效。

有益防癌抗癌的搭配

牡蛎+粳米=促进消化吸收

●牡蛎含有丰富的锌、钾、硒等微量元素，有助于提高机体免疫力，与粳米一起煮粥食用，营养成分更容易被吸收利用。

牡蛎+豆腐=营养更加全面

●牡蛎与豆腐一起搭配炖汤，味道十分鲜美，能为人体提供优质蛋白质、多种维生素及钙、铁、锌、硒等重要的营养物质。

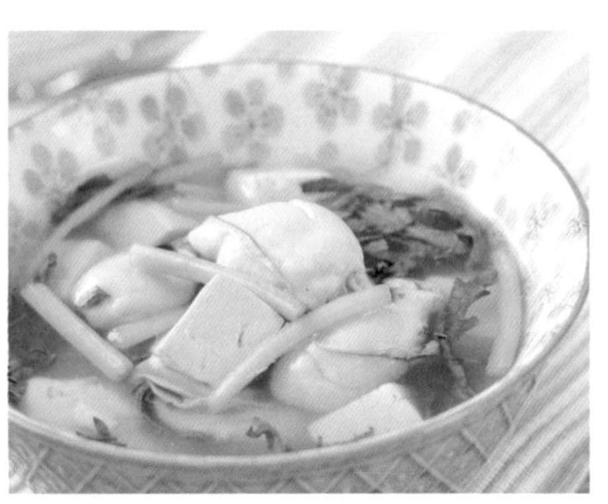

镁元素：有助于抗癌的“天然镇静剂”

镁是人体必需的矿物质之一，它是构成骨骼、牙齿的重要成分，能增加骨密度、减少骨质流失。镁还是天然的镇静剂，有助于消除紧张、烦躁、抑郁情绪。镁能维护心血管健康，维持心肌的正常收缩，并可降低血压、预防心脏病。

科学家研究发现，人体内长期缺镁有可能导致染色体突变，这是癌症的诱因之一；缺镁还会使淋巴细胞的活动能力减弱，易使机体的免疫功能下降，不利于预防癌症。此外，保持愉悦心情是抗癌的重要手段，因此日常饮食要注意补充适量的镁。

镁元素缺乏的信号

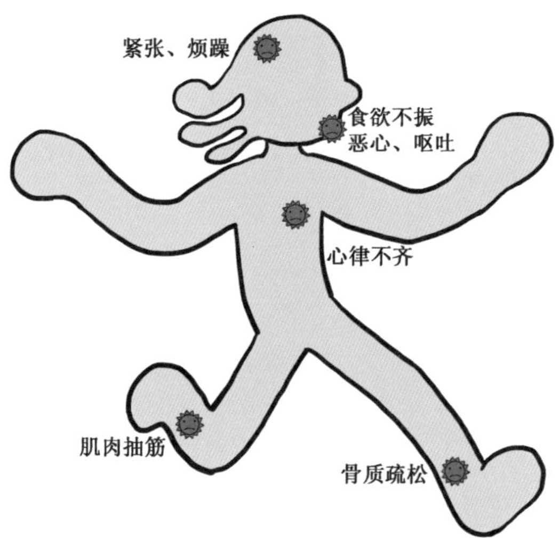

特别提醒

足量的镁元素对女性朋友还有着特别的意义，比如补充镁可以缓解月经引起的腹痛和背痛；而体内镁含量过低时，容易引发经前头痛的症状，补充镁后即可改善。

每日建议摄入量

中国营养学会建议，成人每天镁元素的摄入量为330毫克。

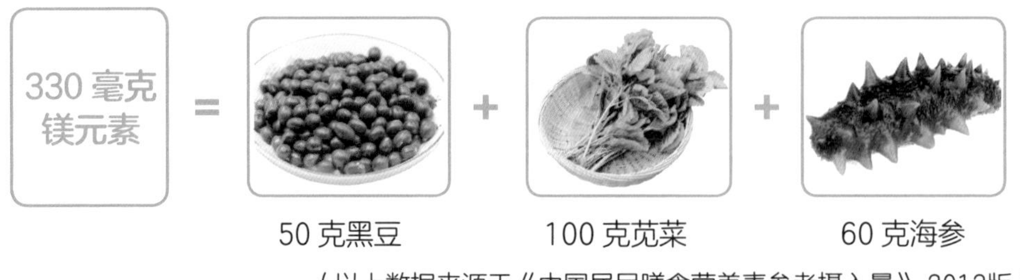

50克黑豆　100克苋菜　60克海参

（以上数据来源于《中国居民膳食营养素参考摄入量》2013版）

增加镁元素的摄入

1.吃些全谷食物

精细加工会导致镁流失，而粗加工的糙米、小米、燕麦等食物是镁元素的优质来源。

2.适当吃些坚果

坚果中含有丰富的镁元素，如花生、核桃、杏仁、松子、腰果等。

3.镁与钙会互相抵消

研究发现，过量摄取钙会影响人体对镁的吸收。另外，长期服用利尿剂，也易导致缺少镁元素。

特别提醒

适当多吃些富含蛋白质的食物，如鸡肉、鱼肉、鸡蛋等，有助于促进镁的吸收。不过，过量摄取镁也不可取，易导致恶心、胃肠痉挛、嗜睡、肌无力等不适。

镁元素的食物来源

富含镁元素的食物

类别	食物
谷物	小米、糙米、大麦、燕麦、荞麦、高粱等
蔬果类	苋菜、红干辣椒、菠菜、芹菜叶、蚕豆、豌豆、油菜、韭菜、芥菜、荠菜、香菜、菜花、西蓝花、桂圆、红枣、酸枣、香蕉、牛油果等
豆类及豆制品	黄豆、绿豆、红小豆、黑豆、豆腐等
坚果类	花生、核桃、松子、榛子、杏仁、腰果、葵花子、西瓜子、南瓜子等
动物性食品	猪肉、牛肉、鸡肉、鱼类、贝类等
其他	海带、紫菜、蘑菇、蜂蜜、绿茶、红茶等

苋菜 含镁丰富的“长寿菜”

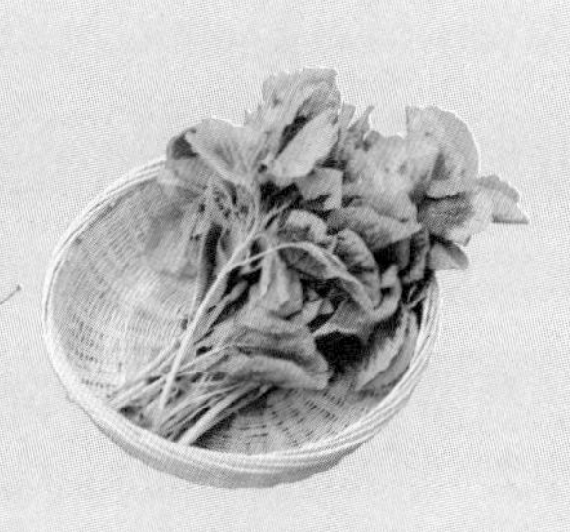

防癌有效成分：镁、维生素 A、膳食纤维

推荐用量：每人每天 100 克

不宜人群：大便溏泄、肾病患者

为什么能防癌抗癌

●苋菜有“长寿菜”的美誉。若要补充镁元素，宜选绿苋菜，每 100 克绿苋菜中含镁元素 119 毫克，是红苋菜的 3 倍多。

●据测定，每 100 克绿苋菜中还含有胡萝卜素 2110 微克、维生素 A 352 微克，有助于细胞修复、阻断细胞癌变过程；含有 2.2 克膳食纤维，可刺激肠道蠕动、预防肠癌。

●科学家研究指出，一些天然色素具有良好的防腐和抗氧化活性，而苋菜中的苋菜红素就是一种良好的氧自由基清除剂。

这样吃防癌效果好

●苋菜的烹调时间不宜过长，否则一来影响风味，二来容易流失营养。

●苋菜烹制过程中，可以放适量的蒜，能增强其抗癌功效。

●苋菜不宜一次食用太多，特别是在日照强烈时，否则易导致“日光性皮炎”。

有益防癌抗癌的搭配

苋菜+猪肝=预防缺铁性贫血

●苋菜与猪肝都含有丰富的镁、铁等矿物质，二者搭配食用，营养丰富，尤其适合身体虚弱及缺铁性贫血者食用。

苋菜+鸡蛋=增强免疫力

●苋菜和鸡蛋都含有丰富的蛋白质及钙、铁、镁等多种矿物质，两者搭配营养更加丰富，可增强人体免疫力。

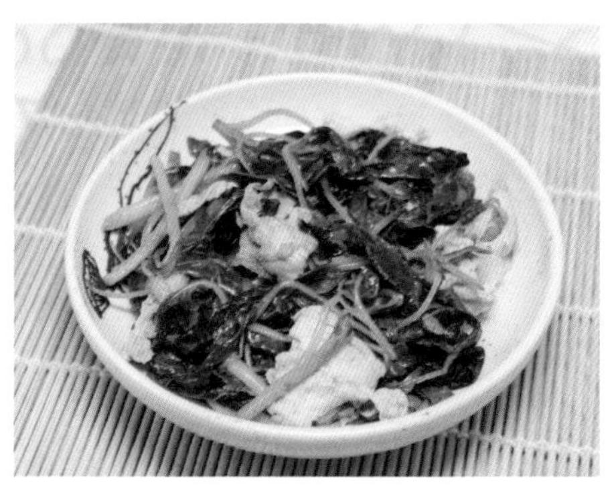

绿豆 解毒防癌、利尿防暑

防癌有效成分：镁、膳食纤维、核酸

推荐用量：每人每天 30 ~ 50 克

不宜人群：腰腿冷痛、腹泻便稀者

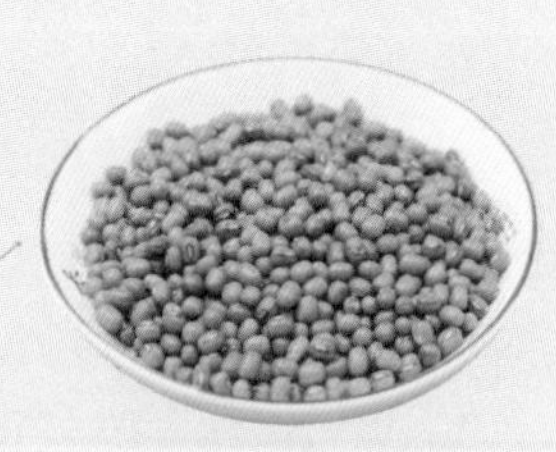

为什么能防癌抗癌

●绿豆被称为“济世良谷”，具有高蛋白、低脂肪的特点，还是矿物质的“宝库”。据测定，每 100 克绿豆含钙 81 毫克、钾 787 毫克、锌 2.18 毫克、镁 125 毫克。

●绿豆中含有大量膳食纤维（6.4 克 /100 克），能有效促进肠胃蠕动、排出毒素；绿豆中含有维生素 E（10.95 毫克 /100 克），可抗氧化、抑制致癌物的形成。

●绿豆含有的皂苷、核酸能够抑制癌细胞生长，含有的维生素 B_{17} 有利尿排毒的作用。

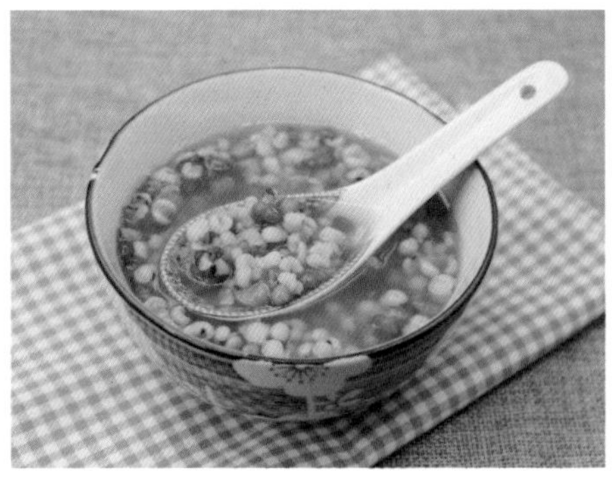

这样吃防癌效果好

●绿豆不宜煮得过烂，否则会破坏绿豆中的有机酸和各种维生素。

●绿豆有解毒防癌的功效，绿豆汤是不错的选择，也可以自制绿豆浆。

爱心贴士

煮绿豆汤建议不要用铁锅，因为绿豆皮中的类黄酮和金属离子作用后，容易形成颜色较深的复合物。

有益防癌抗癌的搭配

绿豆+粳米=解暑排毒

●绿豆粥是绿豆最常见的吃法，做法虽简单，功效却不凡，具有清热解暑、利尿通便、解毒防癌的作用，十分适合夏季食用。

绿豆+薏米=利尿美白

●绿豆和薏米是绝佳搭配，不仅营养丰富，而且有利尿、美白、通便、防癌的作用，尤其适合女性朋友食用。

黑豆 抗氧化、预防乳腺癌

防癌有效成分：镁、花青素、异黄酮
推荐用量：每人每天 50 克
不宜人群：肠胃功能虚弱者

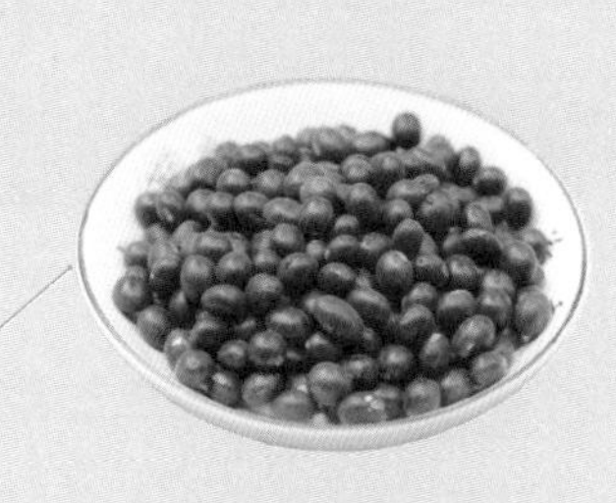

为什么能防癌抗癌

●黑豆有“植物蛋白之王”的美誉，每 100 克含蛋白质高达 36 克，居所有豆类之冠。每 100 克黑豆中还含有镁元素 243 毫克，有助于提升免疫力、预防癌症。

●黑豆中富含花青素，不仅有益眼睛健康，还是强抗氧化剂，能有效清除自由基，延缓人体衰老，具有良好的防癌抗癌功效。

●黑豆中富含的异黄酮是一种植物性雌激素，可以补充女性激素不足，能有效预防乳腺癌、直肠癌，还能使女性朋友更显女人味。

这样吃防癌效果好

●生黑豆中含有胰蛋白酶抑制剂（阻碍蛋白质的吸收）、血球凝集素（影响生长发育），经过加工烹饪后不会对人体造成损害，因此黑豆一定要煮熟后再食用。

●用黑豆制作豆浆是抗癌的好选择。不过，黑豆豆浆沸腾后要继续煮 5 分钟。

有益防癌抗癌的搭配

黑豆+小米=富含镁元素

●小米比粳米含有更多的镁元素，与黑豆搭配煮粥，属于强强联合，尤其适合高血压、高血脂、动脉粥样硬化患者及肥胖者食用。

黑豆+红枣=降脂防癌

●黑豆中富含钙、铁、镁等矿物质，可增强机体免疫力，与红枣搭配食用，有良好的增强体质、美容养颜、降脂防癌等功效。

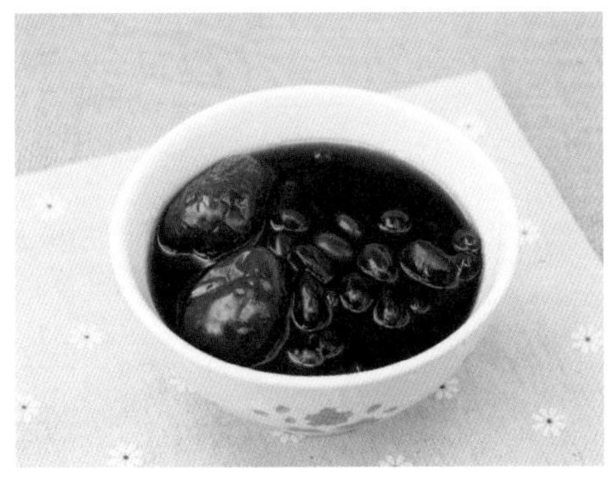

碘元素：调节甲状腺，预防癌症

碘是人体内不可缺少的微量元素，对人体新陈代谢有着重要影响。比如，碘可活化100多种酶、调节蛋白质的合成、促进糖及脂肪代谢、调节水盐代谢、促进维生素的吸收和利用，还有助于儿童生长发育及智力发展。

碘是甲状腺素的重要组成部分，能维持甲状腺的正常生理功能。而缺碘不仅会导致甲状腺素分泌不均衡，还会使促乳激素、性激素分泌紊乱。研究发现，人体缺乏碘元素，不仅易导致甲状腺肿大，增加患甲状腺癌的风险，还是女性患乳腺癌、子宫内膜癌和卵巢癌的病因之一。

碘元素缺乏的信号

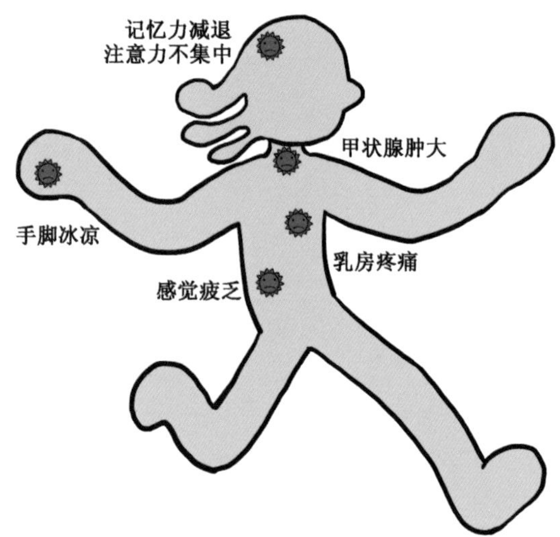

特别提醒

甲状腺肿大病情严重时，需要以甲状腺素治疗或进行手术。市面上销售的“加碘盐”，是预防碘缺乏的有效措施。

每日建议摄入量

中国营养学会建议，成人每天碘元素的摄入量为 120 微克。

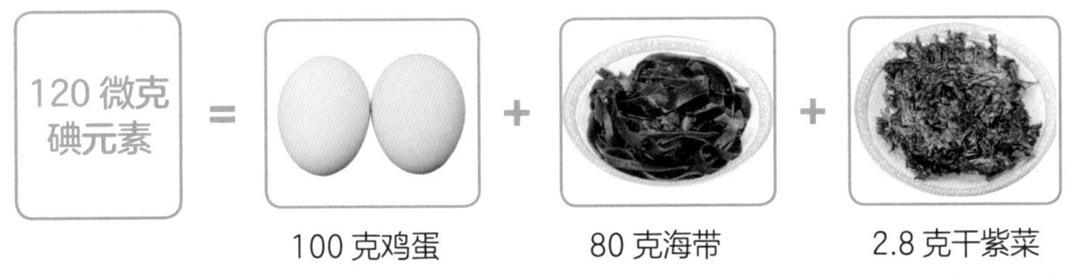

（以上数据来源于《中国居民膳食营养素参考摄入量》2013版）

增加碘元素的摄入

1. 使用碘盐

烹调时使用碘盐，是补充碘元素的好方法，但依旧要严格控制食用量，以每人每天不超过 6 克为宜。

2.吃些海藻类食物

海藻类食物是碘元素的好来源，如海带、紫菜等。

3.补充硒元素

硒元素有助于碘转化为甲状腺激素，缺乏硒会使碘无法发挥功效。

特别提醒

碘元素摄入过多，可能会造成或加重甲亢，同样会导致甲状腺肿大。此外，患有痤疮的人尤其要避免摄入过量的碘，否则会导致症状恶化。

碘元素的食物来源

海藻类及水产品中的碘含量十分丰富，而在蛋类、绿色蔬菜中，也含有一定量的碘元素。

富含碘元素的食物

海藻类	海带、紫菜、裙带菜等
水产品	虾皮、虾米、海蜇、海参等
蔬菜	菠菜、大白菜、芹菜等
其他	鸡蛋、鹌鹑蛋、碘盐等

海带 碘、钾等矿物质的宝库

防癌有效成分：碘、钾、褐藻胶
推荐用量：每人每天 80 克（水发）
不宜人群：甲状腺功能亢进、肠炎患者

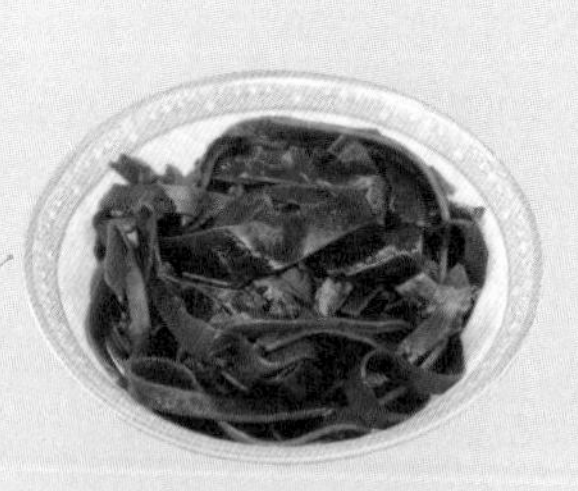

为什么能防癌抗癌

●海带有“海上之蔬”的美誉，属于低热量、低脂肪的健康食物。据测定，每 100 克鲜海带中含碘 113.9 微克，是鸡蛋的 4 倍多。

●此外，每 100 克海带中还含有钾 246 毫克（钠仅为 8.6 毫克）、硒 9.54 微克、镁 25 毫克，这些都是有助于防癌抗癌的矿物质。

●海带中含有褐藻胶，能协助排除体内的铅、铬等重金属，有益清理肠道内的有害物质；含有丰富的甘露醇，有良好的利尿消肿、降低血压的作用。

这样吃防癌效果好

●海带表面的白霜是甘露醇，吃的时候用手轻轻洗去泥沙即可，不必长时间浸泡，否则甘露醇和碘会大量流失。

●吃完海带后不要立刻喝茶，因为茶会影响人体从海带中吸收矿物质。

有益防癌抗癌的搭配

海带+冬瓜=减肥防癌

●冬瓜属于低热量、低脂肪、高纤维、高钾的健康食材，与海带搭配煲汤，有利尿消肿、减肥瘦身、润肠防癌的作用。

海带+木耳=促进排毒

●海带与黑木耳都是排毒防癌的好选择，二者与猪瘦肉一起搭配煲汤，富含优质蛋白质、多种维生素及矿物质，有助于增强人体免疫力。

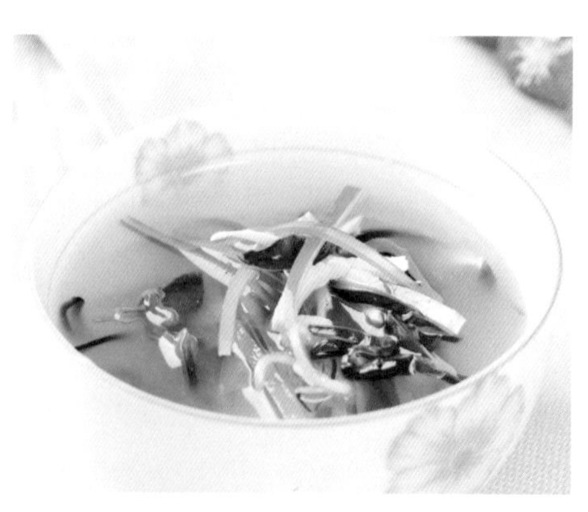

紫菜 促进代谢、抑制癌细胞

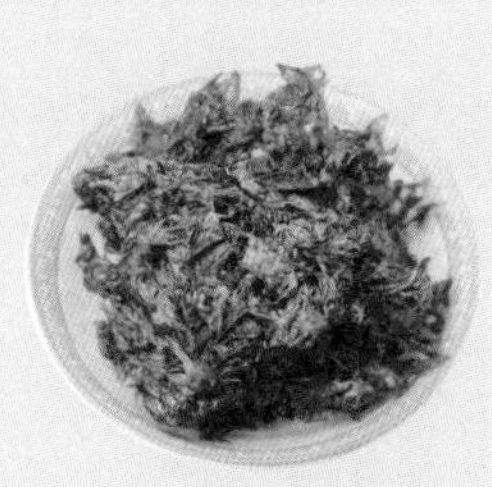

防癌有效成分：碘、膳食纤维、紫菜多糖
推荐用量：每人每天 3 ~ 5 克（干品）
不宜人群：甲状腺功能亢进患者

为什么能防癌抗癌

● 紫菜是含碘食物中的佼佼者，每 100 克干紫菜含碘元素 4323 微克。也就是说，每人每天吃 3 克干紫菜，就能满足机体对碘元素的需求。

● 此外，每 100 克干紫菜还含有胡萝卜素 1370 微克、维生素 A 228 微克，对预防源于上皮组织的癌症十分有益；含有大量的膳食纤维，有助于改善肠道菌群。

● 紫菜中含有的紫菜多糖，具有显著的降低血脂、降低胆固醇、提升免疫力的功效。科学家研究还发现，紫菜多糖对癌细胞也有一定的抑制作用。

这样吃防癌效果好

● 食用紫菜前最好用清水泡发，并换 1 ~ 2 次水，以清除其中的有害物质。

● 早晨空腹喝一碗紫菜汤（热水冲泡紫菜，不加任何调料），有良好的润肠通便效果。

● 每 100 克干紫菜含钠元素 710.5 毫克，不宜过量食用。

有益防癌抗癌的搭配

紫菜+海带=预防心血管疾病

● 海带和紫菜营养都很丰富，一起搭配食用可有效补充碘元素。此外，还有不错的降脂瘦身、预防心血管疾病的功效。

紫菜+鸡蛋=提高免疫力

● 紫菜和鸡蛋搭配食用，能提升两者的营养价值，并且紫菜中富含钙，能促进人体对鸡蛋中 B 族维生素的吸收，有利于维护人体健康。

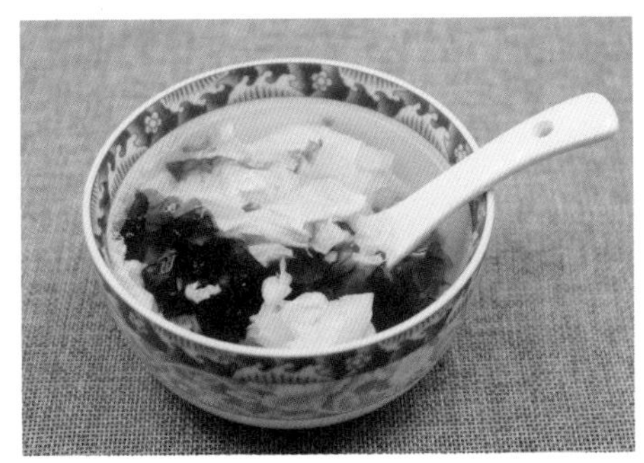

钼元素：阻断强致癌物的合成

钼是体内多种酶的重要成分，不仅参与碳水化合物、脂肪等营养的代谢，还可帮助铁质发挥功效。此外，钼可增强男性的生殖能力与性能力。如果人体缺乏钼，还易引发龋齿、肾结石。

科学家研究发现，钼能阻断亚硝酸盐合成为有强致癌作用的亚硝胺，而缺钼则可能导致食管癌的发生。比如河南林县是食管癌的高发区，这一地区的饮水中和常吃的酸菜中，亚硝酸盐和硝酸盐含量都很高，而人体头发、血清及尿液中的钼含量均显著低于其他地区人群。《福建卫生报》也有文章指出："在食管癌的高发地区，人们头发中钼的含量很低，这与当地水土中缺钼是有关的。"

钼元素缺乏的信号

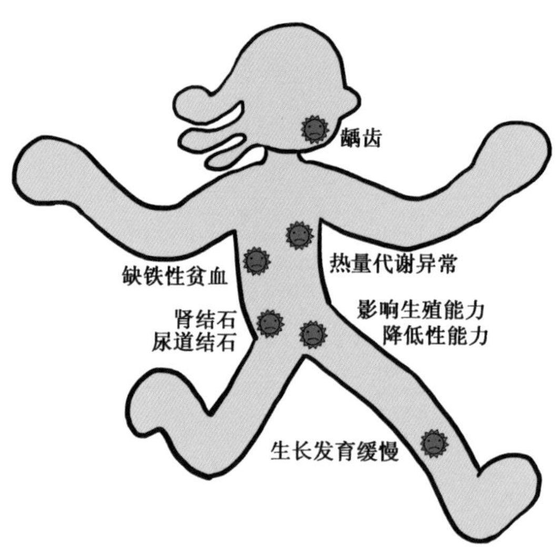

特别提醒

钼在人体中总含量约 9 毫克，虽名为"钼"，却并不引人注目。事实上，人体吸收钼的能力很强，而且需求量不太高，因此一般来说不会有钼缺乏的问题。

每日建议摄入量

中国营养学会建议，成人每天钼元素的摄入量为 100 微克。

增加钼元素的摄入

1.饮食补充

干豆、未经精制的谷物、全麦食品等是钼的良好来源，动物性食物中的肝脏、肾脏含量也十分丰富，而蔬菜水果、水产品的含量则较低。

2.铜摄入要适量

过量摄入铜，会加快钼的流失。反之，大量摄取钼，也会导致铜流失。富含铜的食物有葵花子、花生、牡蛎、螃蟹、龙虾等。

3.精细饮食者宜补充

一般人不需要特别补充钼。不过，长期过度精细饮食，同时很少吃豆类、动物肝脏的人，适当补充钼对健康有益。

特别提醒

当人体摄取钼达到 10000 ~ 15000 微克，会导致铜元素流失，以及尿酸增加。过多的尿酸要经过肾脏排泄，这就加重了肾脏的代谢负担。而当肾功能减退时，尿酸代谢不及时，过高的尿酸就易导致痛风。

钼元素的食物来源

富含钼元素的食物

谷类	大麦、燕麦、糙米、全麦食物等
豆类	扁豆、豌豆、黄豆、绿豆、红小豆等
蔬菜	白菜、菠菜、白萝卜、茄子等
动物性食品	猪肝、猪肾、鸡肝、鸡肉、鸭肉等
其他	鸡蛋、鱼类等

扁豆 富含矿物质的“豆中之王”

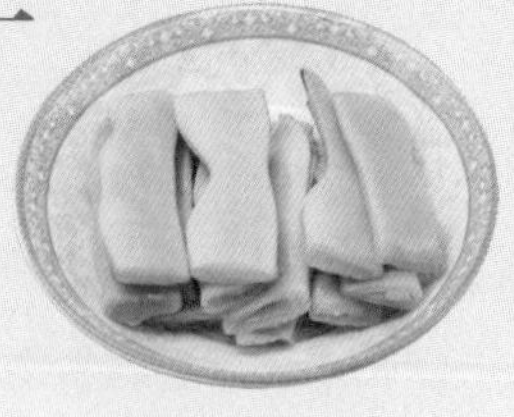

防癌有效成分：钼、膳食纤维、植物凝集素

推荐用量：每人每天 80 克

不宜人群：腹胀、寒热病者

为什么能防癌抗癌

●扁豆有“豆中之王”的美誉，属于低热量、低脂肪、高纤维的健康食材。据测定，每 100 克扁豆中含膳食纤维 2.1 克、维生素 C 13 毫克，可通便防癌、抗氧化。

●扁豆中含有丰富的钼元素，可阻断亚硝胺的合成，降低患食管癌、胃癌的风险；钾与钠的比例为 46.8：1，有助于提升机体的抗癌能力；还含有一定量的镁、硒，对人体健康有益。

●《首都医药》有文章指出，扁豆所含的植物凝集素能使癌细胞发生凝集反应，抑制肿瘤生长，并能促进淋巴细胞转化，增强对肿瘤的免疫能力。

这样吃防癌效果好

●烹调前，应将扁豆的豆筋摘除，否则既影响口感，又不易消化。

●扁豆必须煮熟才能食用，因为扁豆中含微量有毒物质，只有在高温条件下才会被分解。

爱心贴士

扁豆用水稍焯后，用保鲜膜封好，放入冰箱中冷冻，可保存较长时间。

有益防癌抗癌的搭配

扁豆+大蒜=杀菌防癌

●烹饪扁豆时，最好搭配点蒜蓉，不仅能有效增强杀菌解毒作用，还强强联合、提升了抗癌功效。

扁豆+蘑菇=营养丰富

●嫩扁豆与鲜蘑菇搭配，是一道家常菜，但营养却不凡，富含膳食纤维、多种维生素及钾、镁、铁、硒等矿物质，还含有植物凝集素、蘑菇多糖等营养成分。

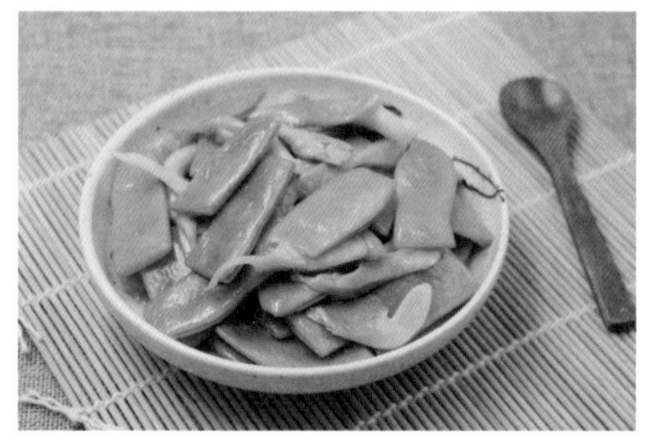

豌豆 阻断亚硝胺类化合物生成

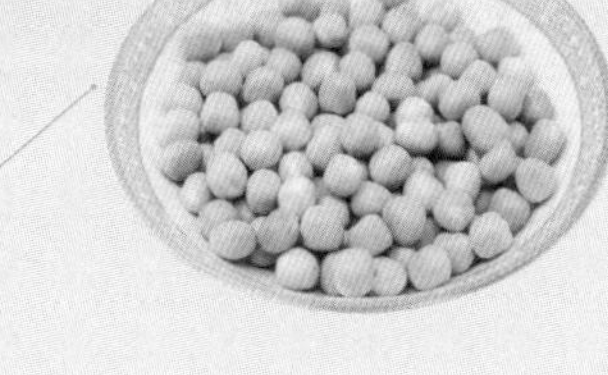

防癌有效成分：钼、维生素 C、植物凝集素
推荐用量：每人每天 80 克
不宜人群：脾胃虚弱、易腹胀者

为什么能防癌抗癌

●豌豆中富含钼及维生素 C，均有阻断亚硝胺类化合物生成的作用，可降低多种癌症的发生率。

●据测定，每 100 克豌豆中还含有膳食纤维 1.3 克、胡萝卜素 220 微克、维生素 A 37 微克、钾 332 毫克、镁 43 毫克、锌 1.29 毫克、硒 1.74 微克，都是有助于防癌抗癌的营养素。

●豌豆和扁豆一样，也含有植物凝集素，可增强机体的抗癌能力。此外，英国科学家研究指出，成年男性每周吃 2、3 份豌豆，可以降低患前列腺癌的风险。

这样吃防癌效果好

●豌豆适合与富含氨基酸的食物一起烹调，以提高豌豆的营养价值。

●烹调豌豆时，不宜加醋调味，因为豌豆中的蛋白质易与醋酸结合，使肠胃消化不良，易引发腹胀。

有益防癌抗癌的搭配

豌豆+荞麦=润肠排毒

●豌豆富含维生素，能阻止致癌物的形成；荞麦富含膳食纤维，能促进肠胃蠕动。两者搭配食用，有助于排出体内毒素。

豌豆+香菇=降压降脂

●营养丰富的豌豆与富含硒、多糖等抗癌成分的香菇搭配，有良好的保护血管、降血压、降血脂、防癌症的功效。

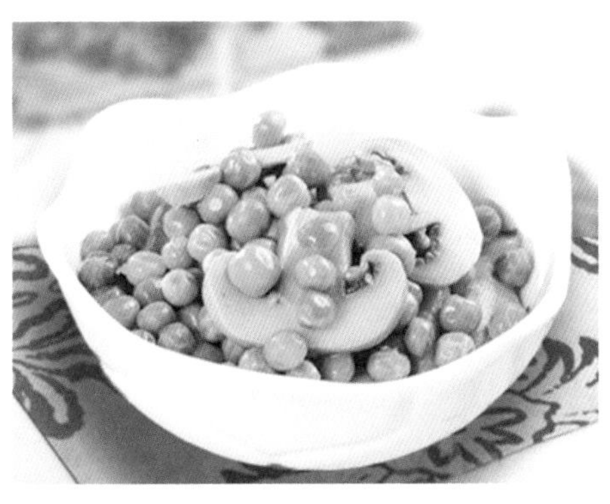

Part 5

植物化学物，防病、抗癌的新明星

植物化学物是一些存在于蔬果植物中的天然化学物质，不仅可以抗氧化，消除自由基，还能辅助其他维生素发挥有效的生理作用，从而提升人体免疫力，防病抗癌。不过，人体本身无法制造这些植物化学物，需要从食物中摄取。

多酚：保护心血管，清除自由基

多酚是多元酚类化合物的简称，种类很多，主要分布于植物性食物中，常见的有红酒多酚、苹果多酚、绿茶多酚、咖啡多酚等。近年来，多酚已经被证实具有抗氧化、抵御疾病等作用。

多酚的防癌保健功效

消炎除菌

多酚具有消炎的作用，可以消除口腔、胃肠道中的病菌，降低其侵害人体的概率。

保护心血管

多酚具有降低人体胆固醇的作用，有助于减轻心血管负担，预防心血管疾病。

抗衰老、防癌症

多酚具有极强的抗氧化性，能够消除人体内的自由基，避免自由基过剩损害细胞，造成细胞快速老化，对于体内癌细胞也有抑制作用。

多酚的食物来源

多酚广泛存在于植物的皮、根、叶、果中，因此很多食物中都含有多酚。

富含多酚的食物

类别	食物
五谷类	荞麦、核桃、杏仁、榛子等
蔬菜	菜花、莲藕、洋葱、香菜等
水果	苹果、红葡萄、蔓越莓、蓝莓、芒果、柑橘等
其他	红酒、绿茶、咖啡、巧克力等

爱心贴士

多酚易溶于水，很容易被人体吸收，不过多酚的效用一般只持续几小时，因此最好能在每天的食物中均衡摄取，适当多吃各种黄绿色蔬菜和水果。

苹果 降低胆固醇、预防癌症

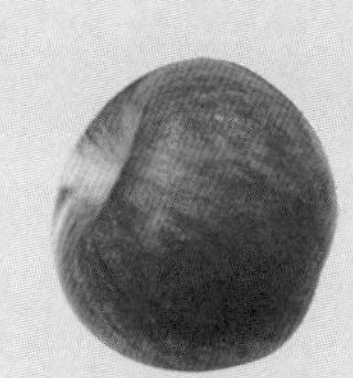

防癌有效成分：苹果多酚、类黄酮、膳食纤维
推荐用量：每人每天 200 克
不宜人群：脾胃虚弱者、糖尿病患者

为什么能防癌抗癌

●苹果含有的苹果多酚是天然的抗氧化剂，具有防病抗癌的功效；同时有助于降低胆固醇，能有效预防心血管疾病。

●苹果中所含的类黄酮化合物也是高效抗氧化剂，有助于降低癌症的发病率。研究发现，经常食用苹果的人患肺癌的概率会下降约 46%。

●每 100 克苹果中含膳食纤维 1.2 克，还含有维生素 C、维生素 E，以及钾、镁等矿物质。此外，苹果中富含的果胶能吸附肠道内的有害物质，并及时排出体外。

这样吃防癌效果好

●苹果最好连皮一起吃，以增强抗癌功效，因为在紧贴果皮的部位含有大量营养素。

●苹果切开后，用盐水或柠檬水浸泡，既可防止氧化变色，又能避免营养流失。

●苹果中含有鞣酸，与海鲜同食不仅降低海味蛋白质的营养价值，还易引发腹痛、恶心、呕吐等不适。

有益防癌抗癌的搭配

苹果+草莓=抗氧化作用强

●草莓含有维生素 C 及花青素，有抗氧化、防癌的作用；苹果含有苹果多酚和类黄酮，能消除体内的自由基，降低癌症的患病率。

苹果+番茄=防病抗癌

●苹果和番茄一起榨汁饮用，不仅保留了大部分营养，还有调理肠胃、降低胆固醇、控制体重的作用，对防病抗癌十分有益。

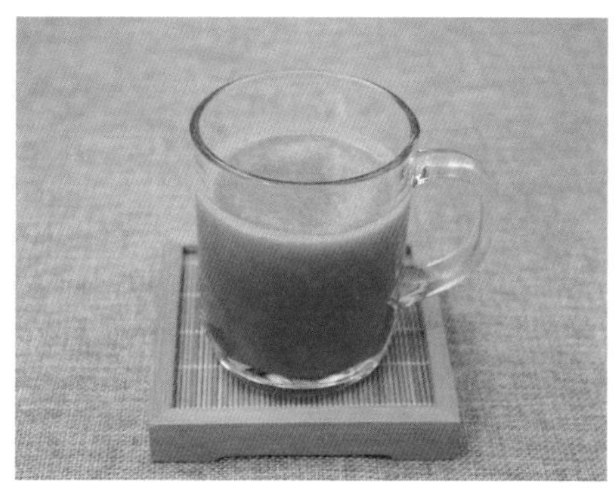

绿茶 世界卫生组织推荐的健康饮品

防癌有效成分：茶多酚、维生素 A、维生素 C

推荐用量：每人每天 5 ~ 10 克

不宜人群：肠胃不佳、易失眠者

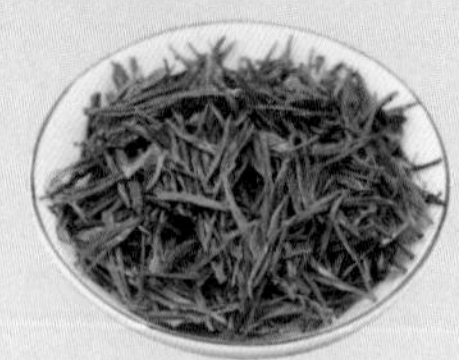

为什么能防癌抗癌

●绿茶是世界卫生组织推荐的健康饮品。据测定，每 100 克绿茶中含有胡萝卜素 5800 微克、维生素 A 967 微克、维生素 C 19 毫克、维生素 E 9.57 毫克、镁 196 毫克、锌 4.34 毫克，这些营养素都有利于防癌抗癌。

●绿茶中富含茶多酚（绿茶中多酚类物质的总称，儿茶素便是其中重要的一种），能阻断致癌物的合成，抑制癌细胞增殖，调节人体免疫力。另外，茶多酚还可与茶叶中的维生素 C、维生素 E 结合，增强抗氧化效果。

这样吃防癌效果好

●冲泡绿茶不宜用沸水，用 85℃的水泡 2 ~ 3 分钟即可，这样能保留茶叶中的多酚成分，增强防癌功效。

●茶叶大都冲泡饮用，其实将茶叶入菜或制成糕点，不仅别有风味，还能提高菜肴的保健功效。

有益防癌抗癌的搭配

绿茶+金橘=清肺止咳、抗癌

●绿茶和金橘一起冲泡作茶饮，含有丰富的维生素和茶多酚，有良好的防癌抗癌功效，还有清肺止咳、提神醒脑的作用。

绿茶+柠檬=促进茶多酚吸收

●研究发现，在绿茶中加入一些富含维生素 C 的柑橘类食物，能提高人体对茶多酚的吸收率，柠檬是不错的选择。

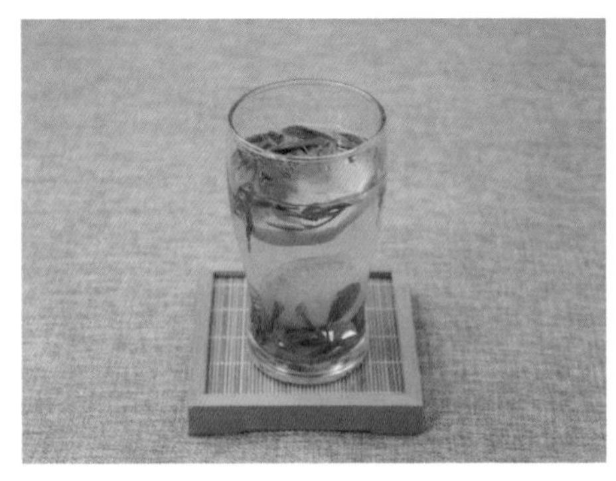

红酒 红酒多酚有助于美容防癌

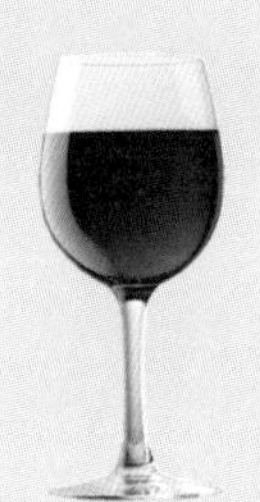

防癌有效成分：葡萄多酚、栎皮黄素
推荐用量：每人每天 50 毫升
不宜人群：糖尿病、高血压、痛风患者

为什么能防癌抗癌

●红酒中保留了葡萄皮中所含的红酒多酚，这是抗氧化能力很强的植物化学物，有维持血管健康、预防动脉粥样硬化的作用，还能抑制异常细胞形成，阻碍癌细胞生长。

●葡萄皮中含有栎皮黄素，经过发酵而成的红酒，可以高度浓缩栎皮黄素。而栎皮黄素能够阻止正常细胞癌变，抑制癌细胞的生长，有防癌抗癌的作用。

●红酒中含有丰富的单宁酸，可预防龋病，防止辐射损害，有助于提高人体免疫力。

这样吃防癌效果好

●每天临睡前喝一小杯红酒，既能补充多酚，起到防癌抗癌的作用，还有助于睡眠。

●红酒中的防癌成分不会因久煮而被破坏，用红酒烹制富含优质蛋白质的鱼类，可以起到良好的抗癌效果。

有益防癌抗癌的搭配

红酒+花生=预防动脉粥样硬化

●花生和红酒一起食用，不仅可增加营养，还能使心脑血管畅通，有效避免动脉粥样硬化，对人体健康十分有益。

红酒+苹果=预防乳腺癌

●用红酒炖苹果食用，有活血化瘀、美容养颜的功效，十分适合女性朋友食用。另外，红酒含有多种防癌成分，女性经常食用可有效预防乳腺癌。

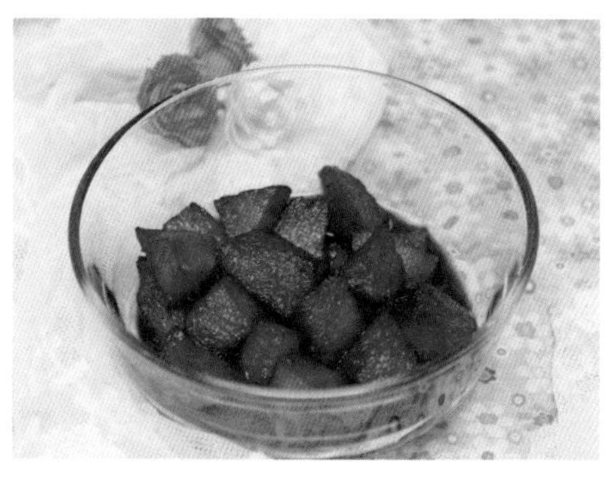

花青素：天然的抗氧化剂

花青素又称花色素，是一种水溶性天然色素，且非常不稳定，可以随着细胞液的酸碱度改变颜色，常表现为紫、蓝、红等色。水果、蔬菜、花卉等五彩缤纷的颜色大部分与之有关。花青素能为人体带来多种益处。

保护心血管

花青素能增强血管弹性，改善循环系统，保护心血管，预防动脉粥样硬化，从而减少慢性病及癌症的发生。

减少组织发炎

花青素能够减少组织发炎，还能预防、缓解过敏。

保护视力

花青素可以促进视网膜上的视紫质再生，能有效增进视力。

抗老化、防癌症

花青素是一种强抗氧化剂，能清除自由基，保护细胞免受损伤，防止细胞的老化和癌变；花青素还可以抑制癌细胞增殖，诱导癌细胞凋亡。

花青素的食物来源

富含花青素的食物

五谷类	大麦、高粱、紫米、黑米等
蔬菜	茄子、紫甘蓝、紫薯、紫土豆等
水果	葡萄、蓝莓、樱桃、草莓、桑葚、火龙果等

爱心贴士

- 花青素属于水溶性色素，蔬果最好先洗再切，紫薯之类食物不要削皮。
- 花青素在酸性环境中较为稳定，因此烹调富含花青素的蔬果前，可以先用白醋或柠檬汁拌好。
- 花青素遇高温容易被破坏，烹调富含花青素的蔬菜时要大火快炒。

紫米 富含花青素的“长寿米”

防癌有效成分：花青素、维生素 E、膳食纤维
推荐用量：每人每天 100 克
不宜人群：肠胃不佳、易腹胀者

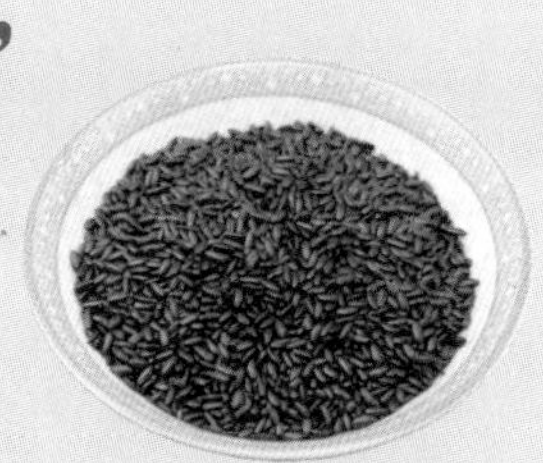

为什么能防癌抗癌

●紫米有“长寿米”的美誉，含有丰富的水溶性花青素，具有良好的抗氧化性，能够保护细胞正常生长，防止癌变。另外，花青素还有抗菌消炎、维持血管弹性的功效，可有效预防心血管疾病。

●据测定，每 100 克紫米中含膳食纤维 1.4 克，可预防便秘、排出毒素；含有维生素 E 1.36 毫克，可清除氧自由基、维持细胞正常分化。

●紫米中还含有丰富的矿物质，如每 100 克紫米含钾 219 毫克、镁 16 毫克、锌 2.16 毫克，还含有一定量的硒、碘等微量元素。

这样吃防癌效果好

●紫米可以单独熬成紫米粥食用，也可以与其他谷类一起搭配熬煮，都是不错的健康吃法。

●紫米外皮坚韧，烹调时不易烂透，煮食前先在凉水中浸泡一夜，可以释放更多的营养成分。

有益防癌抗癌的搭配

紫米+红枣（干）=养颜防癌

●紫米含有花青素等防癌成分，具有抗氧化作用；红枣（干）营养丰富，具有不错的补血养颜功效。两者搭配食用，有助于防癌抗癌、美容养颜。

紫米+黄豆、花生=防癌抗癌

●紫米含有花青素，黄豆含有异黄酮，花生富含不饱和脂肪酸，三者搭配煮粥或做成豆浆，能够相互补充营养素，增强防癌抗癌功效。

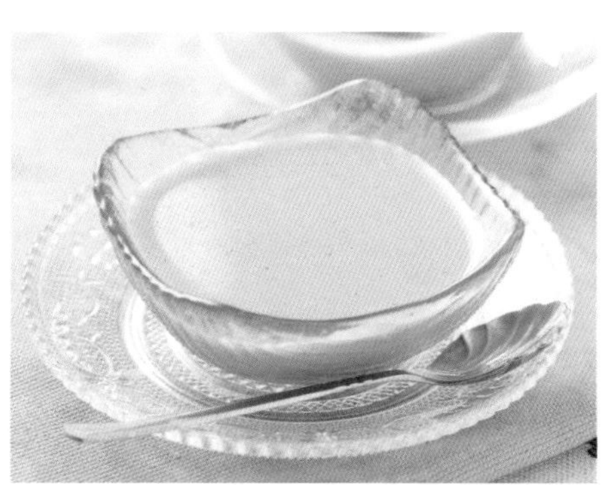

茄子 抗衰防癌的紫色蔬菜

防癌有效成分：花青素、维生素 P、膳食纤维
推荐用量：每人每天 80 克
不宜人群：脾胃虚寒、体弱、便溏者

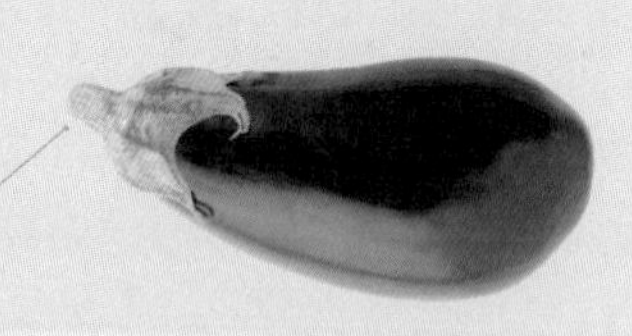

为什么能防癌抗癌

●茄子是为数不多的紫色蔬菜，富含花青素，有强抗氧化性，能够提升免疫力，延缓人体衰老；还能抑制癌细胞增殖，起到预防癌症的作用。

●茄子中富含维生素 P，能增强细胞间的黏着性、增强毛细血管弹性，防止血管硬化和破裂，有降低血压、预防癌症的功效。

●每 100 克茄子中含膳食纤维 1.3 克、维生素 C 5 毫克、维生素 E 1.13 毫克、钾 142 毫克、镁 13 毫克，对人体健康有益。

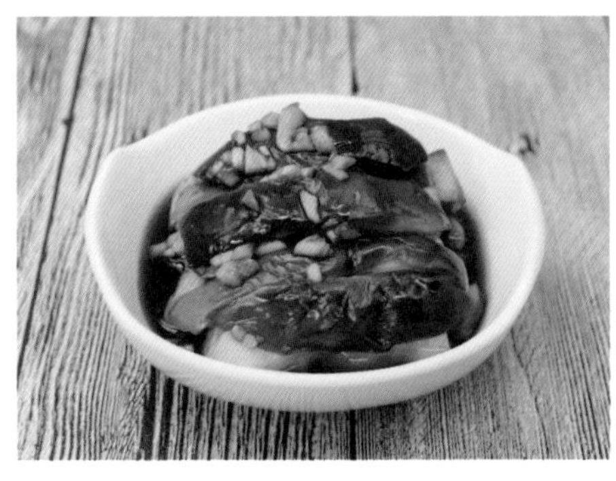

这样吃防癌效果好

●研究发现，茄子皮中的抗癌活性较强，所以食用茄子时最好不要去皮。

●烹调茄子时最好不要用油炸的方式，以免造成营养素流失，降低抗癌功效。

爱心贴士

老茄子，特别是秋后的老茄子含有较多茄碱，对人体有害，不宜多吃。

有益防癌抗癌的搭配

黄豆+茄子=保护心血管

●茄子富含花青素，黄豆含有异黄酮。两者一起搭配食用，具有降低胆固醇、预防心血管疾病的功效。

茄子+大蒜=杀菌防癌

●蒜泥茄子是一道特色传统名菜，香浓软嫩，有不错的杀菌排毒、增强免疫力、美容养颜、防癌抗癌的功效。

葡萄 抗氧化、抑制癌细胞

防癌有效成分：花青素、白藜芦醇、槲皮素
推荐用量：每人每天 100 克
不宜人群：糖尿病患者、脾胃虚寒者

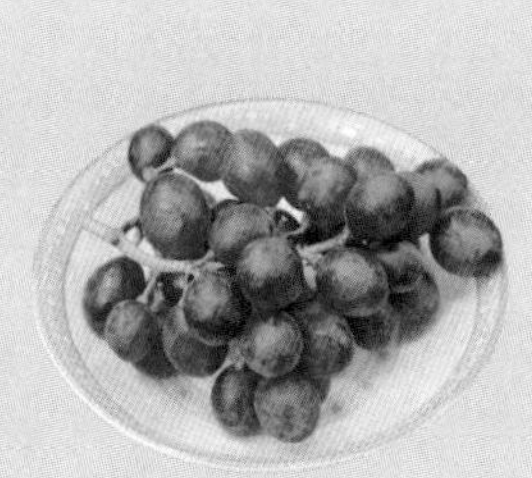

为什么能防癌抗癌

●葡萄（尤其是葡萄子）中含有大量的花青素，可有效清除氧自由基，保护细胞免受损害，还能防止胆固醇堆积在血管壁上，有助于预防心血管疾病。

●葡萄中富含白藜芦醇，这是一种多酚类化合物，可预防动脉粥样硬化、抑制癌细胞的生成；葡萄中还含有抗氧化物槲皮素，同样有助于清除自由基，抑制癌细胞增殖。

●葡萄还属于高钾、低钠食物，钾钠比为 80：1。另外，每 100 克葡萄中含有维生素 C 25 毫克、维生素 E 0.9 毫克。

这样吃防癌效果好

●葡萄皮中含有丰富的营养和抗氧化成分，吃葡萄时应连皮一起食用。

●葡萄除了直接食用外，还可以打成汁饮用，不过打汁时要保留皮和子，因为葡萄子中含有多种防癌成分。

有益防癌抗癌的搭配

葡萄+柠檬=增强免疫力

●葡萄与柠檬搭配榨汁，富含花青素、白藜芦醇、维生素 C、维生素 E 等营养成分，是增强免疫力、防病抗癌的好选择。

葡萄+苹果=抗衰防癌

●葡萄富含花青素和白藜芦醇，苹果富含苹果多酚和膳食纤维。两者搭配食用，有良好的抗衰防癌的作用。

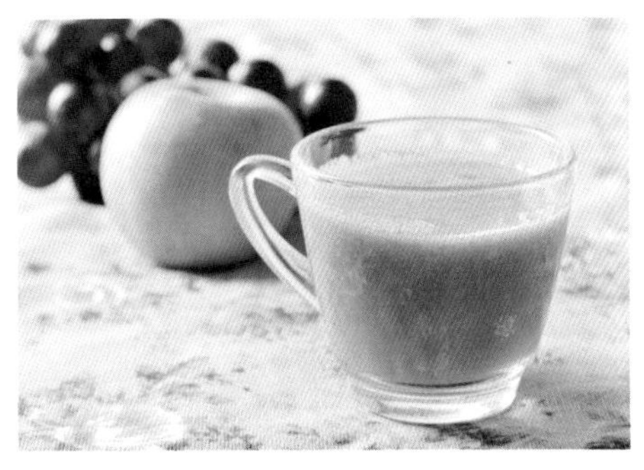

蓝莓 《时代》推荐的健康浆果

防癌有效成分：花青素、膳食纤维、类黄酮

推荐用量：每人每天 30 克

不宜人群：腹泻、糖尿病患者

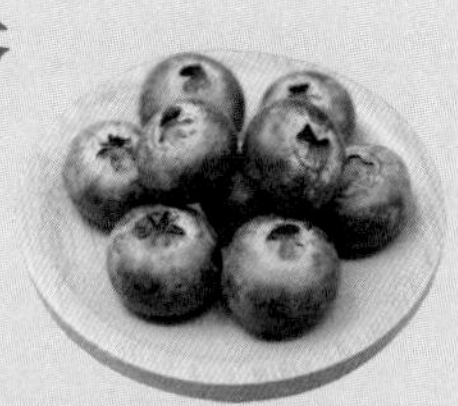

为什么能防癌抗癌

●蓝莓被誉为“浆果之王”，是美国《时代》杂志推荐的健康食物。据测定，每 100 克蓝莓含花青素 255 毫克，能有效清除自由基，延缓人体衰老。

●蓝莓属于低热量、低脂肪、高纤维食材，每 100 克的热量为 57 千卡，含脂肪 0.33 克，而膳食纤维高达 2.4 克。

●蓝莓中含有丰富的类黄酮化合物，具有抗发炎、抗凝血、抗细菌的功效，还能降低心脏病、多种癌症的发生概率。

这样吃防癌效果好

●蓝莓多被制成饮料、果酱食用，但鲜蓝莓的防癌效果最佳，所以平时最好食用鲜蓝莓。

●选用蓝莓果酱时宜选择蓝莓果粒较多的，这样营养成分损失少，能更好地发挥防癌功效。

有益防癌抗癌的搭配

蓝莓+酸奶=助消化、防癌症

●蓝莓和酸奶搭配食用，口味酸甜，不仅可以开胃、助消化，还能增强心脏机能，预防癌症和心脏病。

蓝莓+水果=增强免疫力

●蓝莓和葡萄、猕猴桃、苹果、橙子、橘子、香蕉等水果一起做成沙拉食用，具体可以有效吸收多种营养成分，提高身体的免疫力。

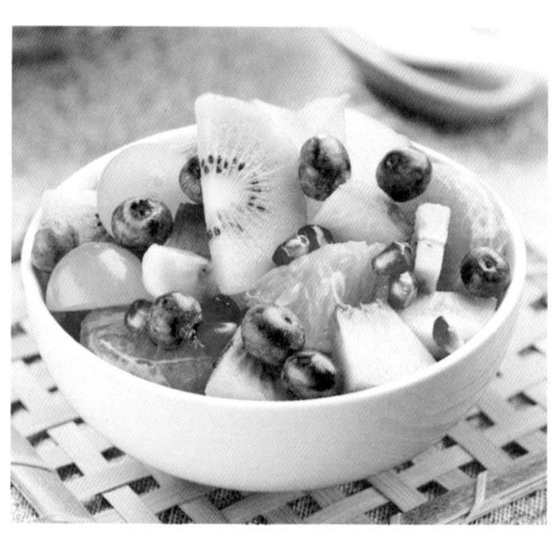

异黄酮：调节激素，预防乳腺癌

异黄酮一般来源于豆科植物，由于与雌激素的分子结构部分类似而对女性具有类似雌激素的作用，因此被称为“植物雌激素”。

异黄酮的防癌保健功效

调节激素水平

异黄酮能调节人体内的雌激素水平，对于缓解女性更年期不适有明显效果，还有助于预防乳腺癌、卵巢癌。

对抗胆固醇

异黄酮能抑制血液中胆固醇升高，有助于降低血脂，保护心血管。

抗辐射

异黄酮具有抗辐射作用，可明显提高机体的抗辐射能力。

抗氧化、防癌

异黄酮具有抗氧化作用，能减轻氧自由基对细胞的损伤，防止细胞突变，从而有利于防癌抗癌。

异黄酮的食物来源

异黄酮普遍存在于植物中，尤其豆类中含量最丰富。

富含异黄酮的食物

豆类及豆制品	黄豆、黑豆、豌豆、腐竹、豆腐、豆浆、豆奶等
蔬菜	芹菜、菜花等

爱心贴士

- 用于一般保健，每人每日摄取 50 ~ 60 毫克大豆异黄酮即可。
- 异黄酮多是由黄豆中提取的；另有些异黄酮补充品会加入其他原料，而出现不同的复方补充品，最好认清个人需求和商品标示再购买。
- 大豆异黄酮安全性高，无明显副作用。但怀孕及哺乳期女性，服用前最好先征询医师意见。

黄豆 异黄酮的最佳来源

防癌有效成分：异黄酮、皂苷、卵磷脂
推荐用量：每人每天 30 ~ 50 克
不宜人群：痛风、高尿酸血症患者

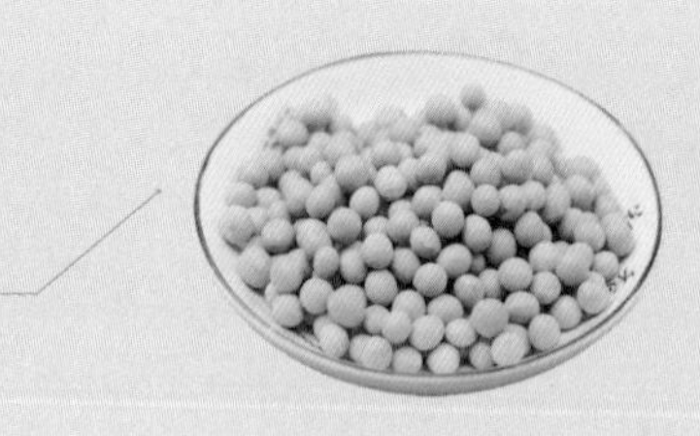

为什么能防癌抗癌

●黄豆有“绿色牛乳”的美誉，含有丰富的异黄酮，不仅能保护心血管系统、改善更年期的各种症状，还能有效调节体内激素水平，有利于预防乳腺癌、卵巢癌。

●黄豆中含有大豆皂苷，可抗氧化、抗血栓、抗病毒、抗肿瘤；含有 ω-3 脂肪酸，可降低患心脏病的风险，提升机体免疫力。

●据测定，每 100 克黄豆中含有膳食纤维 15.5 克、维生素 E 18.9 毫克、钾 1503 毫克、镁 199 毫克、锌 3.34 毫克、硒 6.16 微克，还是钙、铁的优质来源。

这样吃防癌效果好

●将煮好的黄豆凉拌是不错的防癌吃法，但一次不宜吃太多，否则会影响消化，导致腹胀。

●黄豆的蛋白质中缺乏蛋氨酸，与富含蛋氨酸的肉类搭配食用，可有效提高营养价值。

●黄豆有股豆腥味，在烹饪黄豆时，滴几滴白酒，可有效减少豆腥味。

有益防癌抗癌的搭配

黄豆+玉米=营养防癌

●黄豆与玉米搭配制作豆浆，不仅清香爽口，且含有异黄酮、大豆皂苷、谷胱甘肽、叶黄素、玉米黄质、膳食纤维、维生素 E 及钾、镁、硒等众多抗癌营养素。

黄豆+糙米=通便防癌

●糙米虽然口感较粗，却保留了更多营养，尤其富含膳食纤维及矿物质。糙米与黄豆搭配煮粥，有良好的防治便秘、防病抗癌的作用。

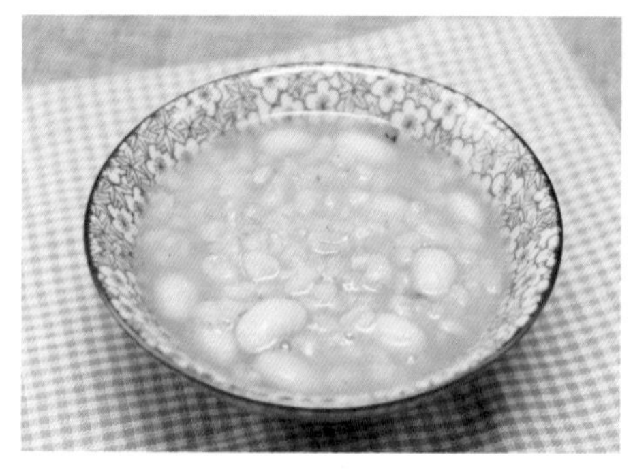

豆腐 补充优质蛋白质、预防癌症

防癌有效成分：异黄酮、大豆皂苷、植物蛋白质
推荐用量：每人每天 100 克
不宜人群：痛风、高尿酸血症患者

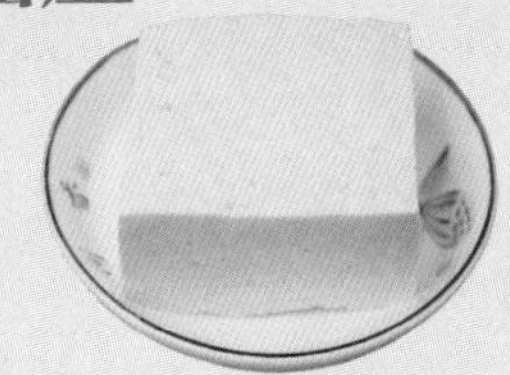

为什么能防癌抗癌

●豆腐是由黄豆制作而成的，保留了黄豆中的大部分营养，且更容易为人体吸收利用，一直以来被视为“国菜”。

●与其他豆制品一样，豆腐中含有丰富的植物蛋白质，且所含脂肪多为不饱和脂肪酸，不含胆固醇，经常食用可增强免疫力。

●豆腐中富含异黄酮、大豆皂苷、维生素 E、钾、镁等营养素，是防癌抗癌的优质食材。科学家最新研究发现，适当多吃豆腐有助于预防前列腺癌和子宫癌。

这样吃防癌效果好

●烹饪豆腐前，将豆腐放入盐水中焯一下，这样豆腐不容易碎。

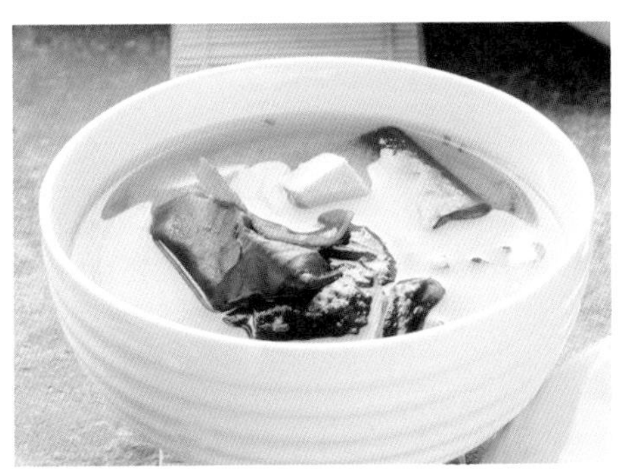

●凉拌、炖煮等烹调方式对豆腐的营养影响较小，而煎炸豆腐不仅会降低豆腐的营养价值，还会使菜肴的含油量大大提高。

爱心贴士

豆腐不宜食用过多，过量的植物蛋白质会使体内生成的含氮废物增多，加重肾脏负担。

有益防癌抗癌的搭配

豆腐+鲫鱼=营养更加均衡

●豆腐所含蛋白质中缺乏一种必需氨基酸——蛋氨酸，豆腐和富含蛋氨酸的鲫鱼搭配煲汤，可使营养更加均衡。

豆腐+海带=补充碘元素

●豆腐中的皂苷能抑制脂肪的吸收，可预防动脉粥样硬化。不过，皂苷却易造成机体缺碘，而海带中富含碘元素，两者搭配营养合理。

吲哚类化合物：有效抑制致癌因子

吲哚类化合物是普遍存在于植物中的生长素，它十字花科蔬菜中的含量高于其他植物，可强化免疫系统，降低致癌物活性，有较好的防病抗癌作用。

吲哚类化合物的防癌保健功效

分解过剩雌激素

吲哚类化合物可帮助性激素正常代谢，并分解过剩的雌激素，减少与激素相关的癌症发生，如乳腺癌、子宫癌、卵巢癌等。

抑制致癌因子

炒菜时油脂过度加热或反复加热，容易产生致癌物苯并芘，吲哚类化合物可以抑制苯并芘的活性，减少患癌概率。

杀菌解毒

吲哚类化合物可解毒，抑制癌细胞分裂，杀死消化性溃疡元凶“幽门螺杆菌”，预防消化系统疾病。

吲哚类化合物的食物来源

吲哚类化合物主要存在于十字花科蔬菜中，如卷心菜、西蓝花、菜花、油菜、大白菜、小白菜、芥蓝、白萝卜等。

爱心贴士

吲哚类化合物是水溶性的，若将十字花科的蔬菜在水中煮 10 分钟，将流失大量的吲哚类化合物。因此，建议烹调十字花科的蔬菜时，最好采用蒸、炒等方式。

菜花 十字花科的“良药”

防癌有效成分：吲哚类化合物、莱菔素、维生素 C
推荐用量：每人每天 100 克
不宜人群：尿路结石患者

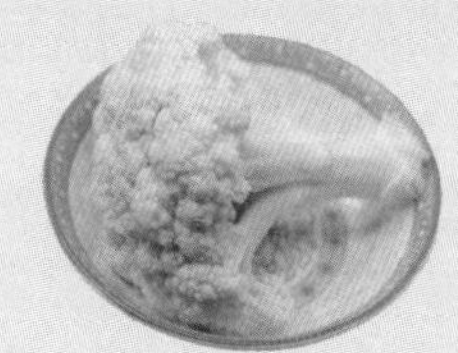

为什么能防癌抗癌

●菜花有“天赐良药”的美誉，每100 克含膳食纤维 1.2 克、维生素 C 61 毫克、钾 200 毫克、镁 18 毫克，还含有维生素 A、B 族维生素、维生素 E、钙、铁、锌等营养成分，对人体健康十分有益。

●国内外科学家研究发现，菜花等十字花科蔬菜，许多都富含有助于抗癌的吲哚类化合物。美国防癌协会建议，在日常膳食中增加十字花科蔬菜的摄入。

●菜花中含有一种活性化合物莱菔素，具有解毒杀菌、防癌抗癌的作用，对肺癌、肝癌、食管癌、胃癌、乳腺癌等有不错的预防作用。

这样吃防癌效果好

●将菜花放入盐水中浸泡几分钟，有助于去除菜虫和残留农药。

●吃菜花的时候多嚼几次，有利于营养的吸收利用。

●烧煮菜花和加盐时间不宜过长，否则会破坏菜花中的抗癌成分。

有益防癌抗癌的搭配

菜花+鸡肉=提升免疫力

●菜花中含有多种抗癌成分，与营养丰富的鸡肉一起食用，不仅营养搭配合理，经常食用还可提升免疫力。

菜花+西蓝花、番茄=防病抗癌

●菜花、西蓝花都含有吲哚类化合物、维生素 C，与富含番茄红素的番茄一起搭配食用，可有效预防心血管疾病、防癌抗癌。

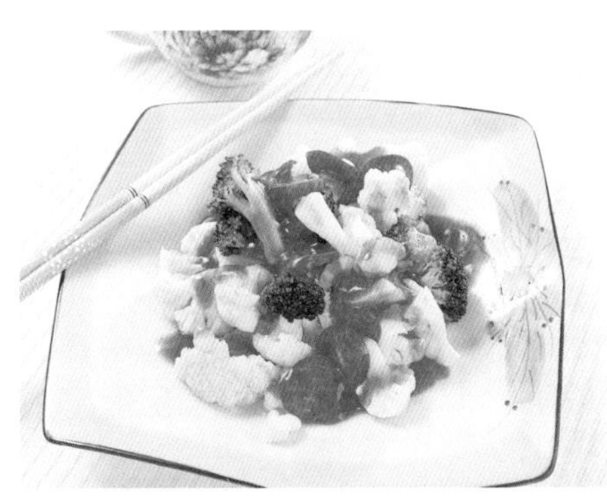

白菜 家常菜中的防癌明星

防癌有效成分：吲哚类化合物、维生素 C、硒、钼
推荐用量：每人每天 150 克
不宜人群：脾胃虚寒、大便溏泄者

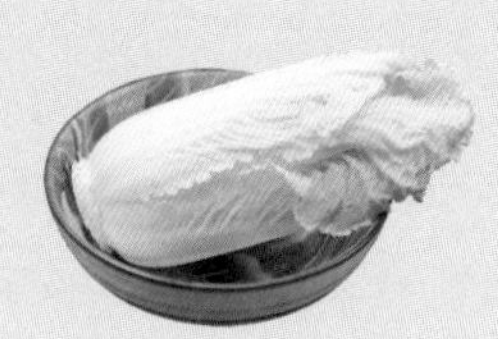

为什么能防癌抗癌

●白菜属于十字花科芸薹属，富含吲哚类化合物，可调节体内激素水平、抑制致癌因子活性，从而减少与之相关的多种癌症的发病率，如乳腺癌、卵巢癌、食管癌等。

●每 100 克白菜中含膳食纤维 0.8 克，可促进胃肠蠕动，有效预防结肠癌；含维生素 C 31 毫克，可促进细胞再生、增强免疫力。

●白菜还是矿物质的宝库，不仅矿物质种类齐全（尤其是钙含量丰富，50 毫克 /100 克），且含有微量元素硒、钼，可清除氧自由基，阻断致癌物生成。

这样吃防癌效果好

●切白菜时宜顺着纹路切，这样白菜易熟；宜大火快炒，以减少维生素的流失。

●白菜帮的纤维较多，更适合用来做馅；白菜心口感嫩脆，做成凉菜是不错的选择。

●隔夜的熟白菜、没腌透的白菜不宜食用，因为会产生有致癌作用的亚硝酸盐。

有益防癌抗癌的搭配

白菜+豆腐=营养互补

●白菜富含膳食纤维、维生素 C，豆腐含有优质蛋白质，两者搭配食用营养互补，既能弥补豆腐膳食纤维不足的缺陷，又能弥补白菜蛋白质的不足。

白菜+黑木耳=通便防癌

●白菜和黑木耳都富含膳食纤维，二者搭配食用，不仅色彩上黑白分明、口感上互相补充，通便防癌的功效也相得益彰。

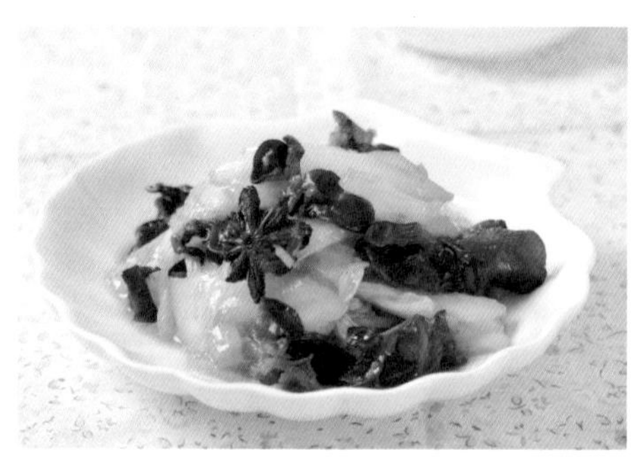

有机硫化物：杀菌、抑癌功效显著

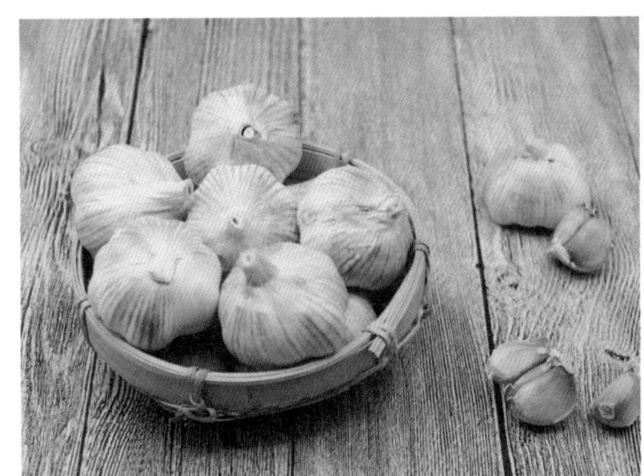

有机硫化物是指分子结构中含有元素硫的一类植物化学物，它们以不同的化学形式存在于蔬菜或水果中。

1. 异硫氰酸盐。以葡萄糖异硫氰酸盐缀合物的形式存在于十字花科蔬菜中，如西蓝花、卷心菜、菜花、甘蓝、白萝卜等。

2. 葱蒜中的有机硫化物。例如大蒜是二烯丙基硫化物的主要来源，含有二烯丙基二硫化物、二烯丙基三硫化物（大蒜素）等。

研究发现，有机硫化物具有杀菌、抑癌的作用。如十字花科蔬菜对肺癌、胃癌、结肠癌、膀胱癌、前列腺癌、乳腺癌等有一定的预防作用；大蒜、洋葱等蔬菜富含大蒜素，不仅有很强的杀菌能力，还有助于降低食管癌、胃癌、结肠癌、前列腺癌的患病风险。

如何科学补充有机硫化物

1. 生吃不会破坏食物中的有机硫化物，比如白萝卜、大蒜、洋葱等都可以选择生吃。

2. 如果选择炒食，一定要急火快炒，以避免营养成分流失。

3. 烧煮十字花科蔬菜的时间也不宜过长，否则会破坏其含有的有机硫化物等抗癌成分。

防癌抗癌食物推荐——大蒜

美国国家癌症研究所推荐，大蒜是预防癌症的重要食物。大蒜中约含有2%的大蒜素，不仅有良好的杀菌能力，还能激活体内免疫细胞的生物活性，从而加强对癌细胞的识别、吞噬和清除作用。此外，大蒜中富含膳食纤维，有助于通便排毒；富含钾元素，可促进钠盐排泄；富含硒元素，可抗氧化、增强免疫力。

不过，大蒜刺激性较强，不宜多食，每人每天 10 ~ 15 克即可，且空腹时忌食，否则易引发腹泻、急性胃炎。

特别提醒

大蒜很适合与醋搭配，可以制作成醋蒜。大蒜在酸性环境里杀灭细菌的功效能提升 4 倍，可辅助治疗各种炎症，且防癌效果更佳。

洋葱 生食最能发挥健康功效

防癌有效成分：有机硫化物、膳食纤维、栎皮黄素

推荐用量：每人每天 150 克

不宜人群：皮肤瘙痒者、眼病患者

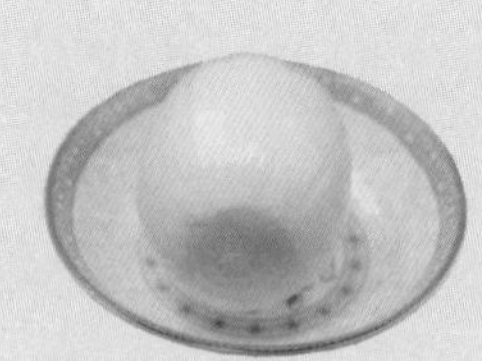

为什么能防癌抗癌

●洋葱有刺激性味道，是因为其含有大量的有机硫化物，可促消化、增食欲，还具有杀菌、防癌的功效。

●据测定，每 100 克洋葱含膳食纤维 0.9 克、维生素 C 8 毫克、钾 147 毫克、镁 15 毫克，这些都是抗癌的有效成分。

●洋葱是少有的含有前列腺 A 的食物，可扩张血管、预防血栓；含有天然抗癌物质——栎皮黄素，能抑制和阻止癌细胞生长活动。

这样吃防癌效果好

●生食是最不破坏有机硫化物的吃法，可以将洋葱切片，每天吃饭时吃几片。

●如果觉得生洋葱辣味重，可以蒸食，也适宜炒食，但要急火快炒，且保留一点辛辣味。

有益防癌抗癌的搭配

洋葱+鸡蛋=提高免疫力

●洋葱和鸡蛋搭配，营养更丰富，有很好的护肤美白的作用，还能促进血液循环，改善身体内环境，提高机体免疫力。

洋葱+香菇=杀菌抗癌

●洋葱与香菇都是健康食材，两者搭配蒸食，有增进食欲、降血脂、降血压、调节血糖、通便防癌的作用。

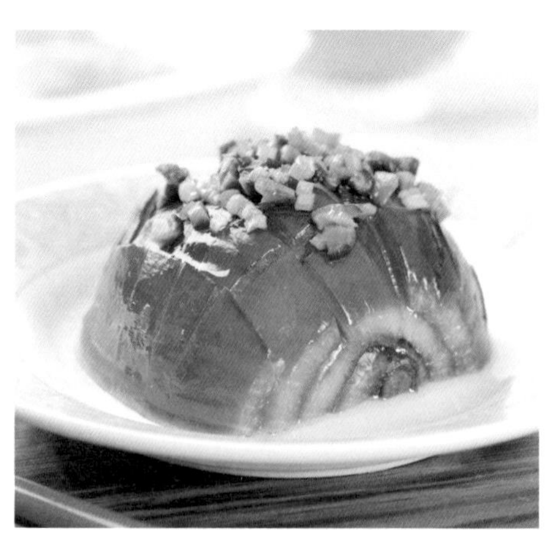

白萝卜 餐桌上的抗癌佳品

防癌有效成分：有机硫化物、木质素、膳食纤维
推荐用量：每人每天 100 克
不宜人群：胃炎、胃溃疡患者

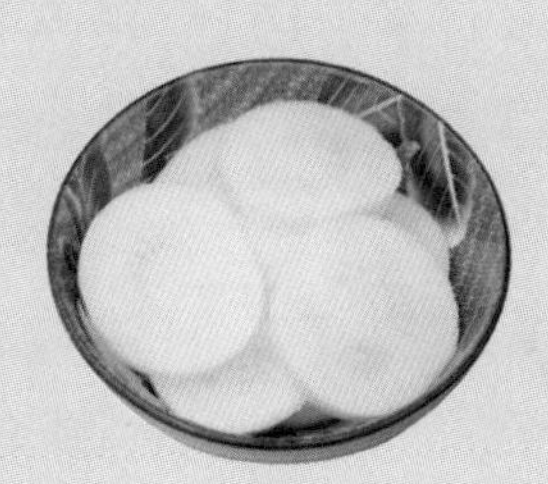

为什么能防癌抗癌

●白萝卜中含有有机硫化物，可杀菌防癌；含有木质素，能提高巨噬细胞的活力；含有莱菔素，对于葡萄球杆菌、大肠杆菌等有良好的抑制作用。

●据测定，每 100 克白萝卜含维生素 C 21 毫克，能阻断致癌物的生成；含钾 173 毫克，有利于人体钾、钠平衡。

●《食品与健康》杂志上有文章指出，白萝卜中含有大量的糖化酶素，可以帮助消化；所含的芥子油能促进肠胃蠕动；含有的膳食纤维能预防肠癌。

这样吃防癌效果好

●白萝卜生食，口感较脆辣，能有效杀菌防癌，因此将白萝卜做成凉拌菜是不错的吃法。

●食用白萝卜时不宜去皮，因为很多营养成分集中在皮处，如果去皮会降低营养价值。

有益防癌抗癌的搭配

白萝卜+豆腐=助消化、益吸收

●白萝卜助消化能力强，与豆腐同食，不仅营养丰富，还能帮助人体充分吸收食物中的营养。

白萝卜+海带=化痰消肿、降压降脂

●白萝卜与富含碘、钾的海带搭配煲汤，有良好的化痰消肿功效，尤其适合高血压、高血脂、甲状腺肿大的患者食用。

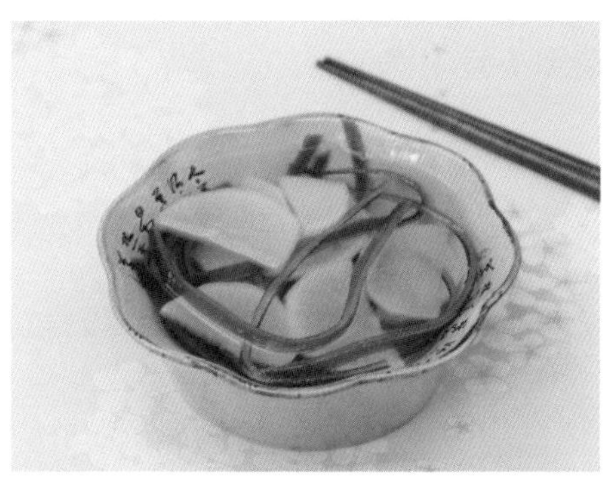

番茄红素：防癌抗癌的“植物黄金”

番茄红素被称为“植物黄金”，是植物所含的一种天然色素，有很强的抗氧化性，清除氧自由基的能力要优于胡萝卜素和维生素 E，对预防因免疫力下降引起的多种疾病有显著效果。

20 世纪 50 年代，美国科学家首次报告了番茄红素的抗癌效果。后经反复实验，已经证实番茄红素在抑制恶性肿瘤方面有着重要作用。

番茄红素的防癌保健功效

保护心脑血管

番茄红素能够保护低密度脂蛋白免受自由基破坏，因而对心脑血管起到保护作用。

增强免疫力

番茄红素可以有效清除人体内的氧自由基，维持细胞正常代谢，增强机体免疫力，预防癌症的发生。

抗氧化、防癌症

番茄红素能够阻断细胞在外界诱变剂的作用下发生基因突变，发挥抗癌功效，降低患胃癌、口腔癌、乳腺癌、前列腺癌的风险。

番茄红素的食物来源

富含番茄红素的食物

蔬菜	番茄、胡萝卜等
水果	西瓜、葡萄、木瓜、石榴、葡萄柚、芒果、柑橘等

爱心贴士

● 番茄红素具有脂溶性，和油脂一起烹调，可以提高人体对番茄红素的吸收率。

● 番茄红素如果遇到光、热和空气中的氧气就会发生分解，所以烹制过程中，要注意避免高温或长时间的加热。

番茄 番茄红素的天然仓库

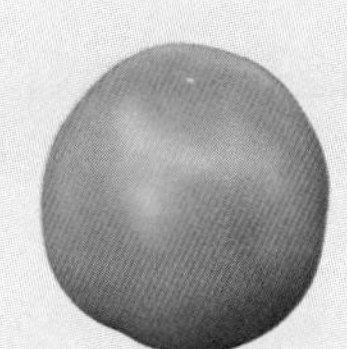

防癌有效成分：番茄红素、维生素 C、钾
推荐用量：每人每天 100 克
不宜人群：脾胃虚寒者、急性肠炎患者

为什么能防癌抗癌

●番茄红素最早便是从番茄中分离的，因此而得名。据测定，每 100 克番茄中含番茄红素 20 毫克。经常吃番茄，有利于清除体内氧自由基，抑制细胞癌变，对胃癌、结肠癌、直肠癌、口腔癌、皮肤癌、乳腺癌、子宫癌、前列腺癌均有积极的预防作用。

●番茄中还含有众多有益于抗癌的其他营养成分，如每 100 克番茄含膳食纤维 0.5 克、胡萝卜素 550 微克、维生素 A 92 微克、维生素 C 19 毫克、维生素 E 0.57 毫克、钾 163 毫克、镁 9 毫克。

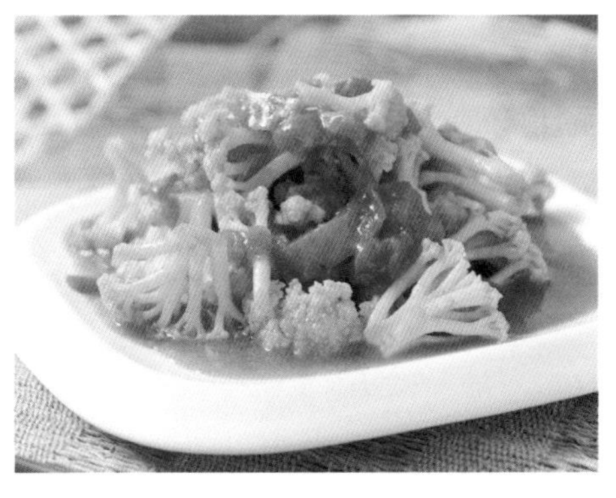

这样吃防癌效果好

●食用时应挑选熟透的红色番茄，一般番茄颜色越红，番茄红素含量越高。

●番茄红素高温下易分解，因此烹饪番茄的时间不宜过长。

爱心贴士

未成熟的青色番茄不能吃，其含有龙葵碱，食用后易导致恶心、呕吐等不适。

有益防癌抗癌的搭配

番茄+苹果=调理肠胃

●番茄含有番茄红素、维生素 C，苹果含有苹果多酚、类黄酮，两者搭配榨汁饮用，有助于调理肠胃、增强体质。

番茄+菜花=防癌抗癌

●番茄与菜花是防癌抗癌的绝佳搭配，含有丰富的番茄红素、吲哚化合物、莱菔素、膳食纤维、维生素 C，以及钾、镁等矿物质。

芒果 有助于预防结肠癌、乳腺癌

防癌有效成分：番茄红素、胡萝卜素、多酚
推荐用量：每人每天 80 克
不宜人群：易过敏者、肾炎患者

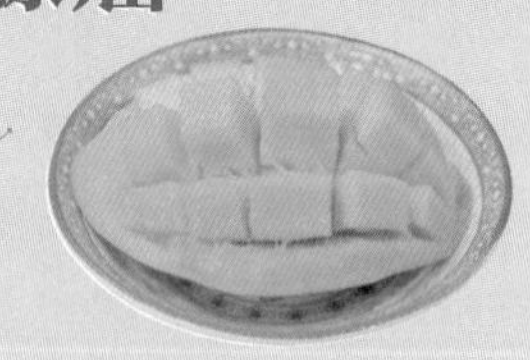

为什么能防癌抗癌

●芒果是富含番茄红素的代表食物之一，经常适当食用可保护心脑血管，增强免疫力，预防多种癌症。

●据测定，每 100 克芒果中含膳食纤维 1.3 克、胡萝卜素 897 微克、维生素 A 157 微克、维生素 C 23 毫克，都是防癌抗癌的优质营养素。

●芒果中含有多酚化合物。美国科学家研究指出，芒果中所含的多酚化合物对结肠癌、乳腺癌等具有抵抗作用。

这样吃防癌效果好

●想要充分摄取芒果中的胡萝卜素、维生素 A，最好在饭后食用。

●挑选芒果时以成熟者为佳，这样可以摄取更多的防癌营养成分。

爱心贴士

芒果未成熟前，不要放进冰箱冷藏，以免造成口感不佳。

有益防癌抗癌的搭配

芒果+鸡蛋=助消化，防癌症

●芒果和鸡蛋搭配做成蛋羹，不仅香滑爽嫩、风味独特，而且促进消化、吸收，还有良好的防癌作用。

芒果+香蕉=防癌，抗衰老

●芒果搭配香蕉等水果榨汁饮用，能较好地保留营养成分，发挥最大的防病抗癌功效。芒果香蕉汁香甜爽口，还有美白、抗衰老的功效。

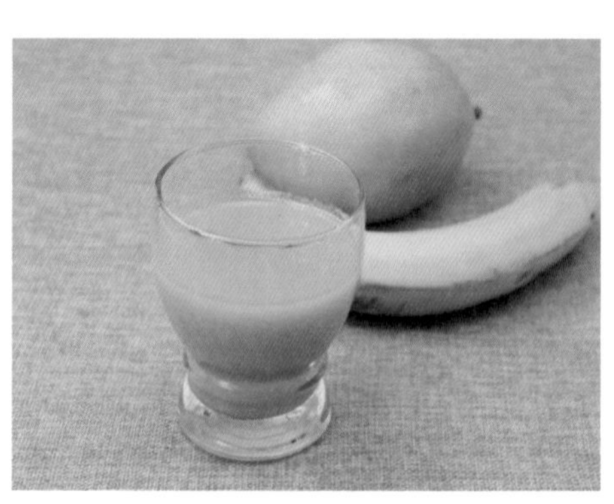

多糖体：抑制癌细胞生长

多糖体是由数个单糖聚合而成的，一般淀粉类食物就是多糖，但化学结构不同，其功效也不相同。大多具有保健功效的多糖是以多糖蛋白的形态存在于菌菇类食物中的，对人体免疫系统十分有益。

多糖的防癌保健功效

提升免疫力

多糖体能促进免疫细胞的活性，刺激免疫抗体的产生，进而提升机体免疫力。

降低胆固醇

多糖体能降低人体胆固醇，有助于改善动脉粥样硬化及高血脂。

调节血糖

多糖体能促进胰岛素分泌，具有调节血糖的作用。

预防癌症

多糖体具有抗氧化性，可对抗氧自由基，保护细胞正常分化，抑制细胞癌变，降低癌症的发生率。

多糖体的食物来源

多糖体主要存在于菌藻类植物中，并且不同的菌类所含多糖成分及含量不同。

富含多糖体的食物

菌菇类	黑木耳、银耳、金针菇、香菇、口蘑、猴头菇、杏鲍菇等
藻类	海带、海藻、褐藻等
五谷根茎类	燕麦、大麦、山药等

爱心贴士

由于多糖体有防病抗癌的作用，市场上出现了很多多糖类的保健食品，以灵芝、猴头菇和茯苓居多，在购买时应谨慎选择。

银耳 含有银耳多糖的“菌中之冠”

防癌有效成分：银耳多糖、天然胶质、钾
推荐用量：每人每天 10 ~ 15 克（干品）
不宜人群：外感风寒、易腹泻者

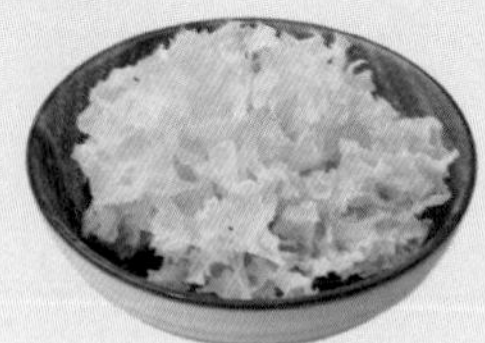

为什么能防癌抗癌

●银耳有“菌中之冠”的美誉，含有众多有益于健康的营养成分。银耳中所含的银耳多糖能促进淋巴细胞活性、增强白细胞的吞噬能力，从而提升人体免疫力及抗癌能力。

●银耳中富含膳食纤维，有助于预防便秘；富含天然胶质，可排出毒素、润肤养颜。

●银耳中还含有一定量的维生素 A、维生素 E，以及钾、镁、锌、硒等矿物质，也有防癌抗癌的作用。

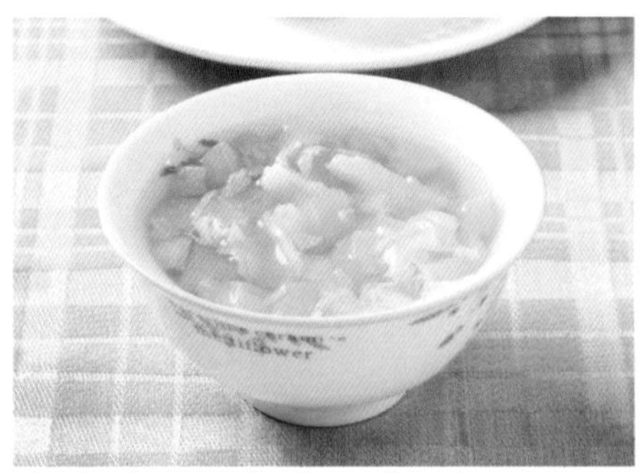

这样吃防癌效果好

●银耳宜用温水泡发，泡发后应去掉没有发开和呈淡黄色的部分。

●银耳加少许冰糖炖煮，有利于营养成分的释出，是不错的抗癌吃法。

爱心贴士

过夜银耳汤的营养成分会减少并产生有害物质，不利于身体健康，因此不宜食用。

有益防癌抗癌的搭配

银耳+红枣（干）=养颜防病

●银耳和红枣（干）一起炖煮成羹，营养丰富，口感甜糯，有润肺止咳、养颜护肤、防病抗癌等功效。

银耳+枇杷=润肺防癌

●枇杷被称为“果之冠”，含有丰富的营养。枇杷与银耳搭配煲汤，老少皆宜，润肺防癌功效显著。

猴头菇 养胃、防癌又抗衰

防癌有效成分：猴头菇多糖、不饱和脂肪酸、膳食纤维
推荐用量：每人每天 10 ~ 15 克（干品）
不宜人群：皮肤过敏、腹泻者

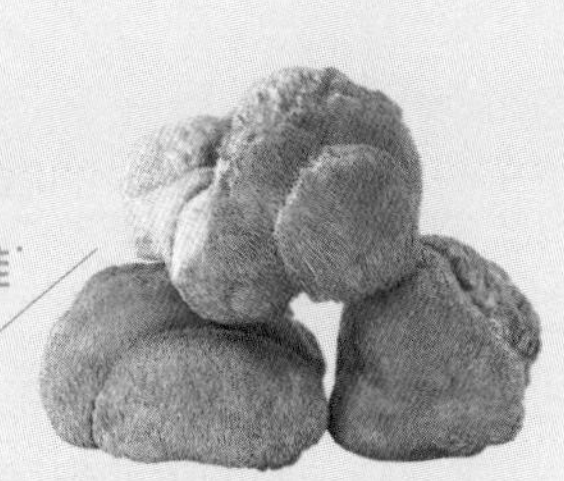

为什么能防癌抗癌

●猴头菇多糖是猴头菇中的重要活性物质，大量的医学和药理学研究表明，猴头菇多糖具有提升免疫力、抗肿瘤、抗衰老等生理功能。

●猴头菇是公认的养胃食材，其富含的氨基酸、猴头菇多糖能促进消化，辅助治疗胃溃疡、胃炎、十二指肠溃疡等消化系统疾病，有助于预防食管癌、胃癌。

●猴头菇的脂肪含量不高，且多为不饱和脂肪酸，可以降低血液胆固醇含量，预防心血管疾病；猴头菇中还含有丰富的膳食纤维，可预防便秘及肠癌。

这样吃防癌效果好

●猴头菇可煲汤、热炒，不过食用干品猴头菇时，要经过洗涤、涨发、漂洗和烹制四个阶段。

●烹饪时，使猴头菇软烂如豆腐，其营养成分才能充分析出，以利于机体的消化吸收。

有益防癌抗癌的搭配

猴头菇+鸡肉=滋补、养胃、抗癌

●猴头菇与鸡肉搭配煲汤，不仅滋味鲜美，而且营养丰富，具有滋补、养胃、抗癌、改善神经衰弱等作用。

猴头菇+鸡蛋=改善胃病

●用猴头菇蒸鸡蛋是改善胃病的好方法。具体做法：将猴头菇洗净切成丁，跟鸡蛋一起制作成鸡蛋羹，有良好的养胃功效。

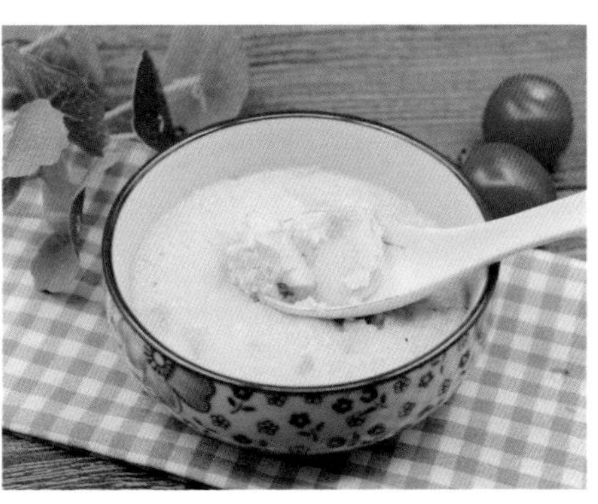

Part 6

不可不知的其他防癌营养素

除了前文提到的防癌营养素，还有一些营养素，它们在食材中的含量不高，甚至不被人们熟知，人体若缺乏这些元素也不会马上有健康危机。不过，这些“不起眼”的营养素却具有防癌抗癌大功效。

乳酸菌：改善肠道菌群，预防肠癌

在人体肠道内存在着数百种细菌，其中对人体健康有益的叫益生菌，而乳酸菌就是一种。

乳酸菌能改善肠道菌群的组成，使有害菌减少、有益菌增加，进而有效提升人体免疫力。乳酸菌还能帮助消化食物，清除肠道垃圾，减少有毒有害物质对肠道的刺激，可预防便秘及肠癌的发生。

乳酸菌的食物来源

主要来自酸奶、乳酸菌饮料、乳酪等。

如何科学补充乳酸菌

1. 乳酸菌无法长期停留在肠道内，因此宜每天补充优质的乳酸菌饮品。
2. 营养专家指出，用餐 1 小时后喝乳酸菌饮品最好，这样能使乳酸菌发挥出最大功效。
3. 因为乳酸菌不耐热、不耐氧，乳酸菌饮品要低温保存，打开后要尽快喝完。

防癌抗癌食物推荐——酸奶

酸奶是乳酸菌的优质来源，经常适量饮用可改善肠道环境，预防便秘，减少结肠癌、直肠癌等消化系统癌的发生。另外，酸奶中含有多种酶，可促进消化吸收；含有丰富的钾、磷、钙、镁等矿物质，可增强体质、延缓衰老。那么，喝酸奶要注意些什么呢?

1. 每天喝酸奶不要超过 250 毫升，腹泻、胃酸过多者及肠胃疾病患者忌食。

2. 空腹时不要喝酸奶，否则酸度相对过高的胃液会杀死酸奶中的有益菌，从而使酸奶的营养价值大打折扣。

3. 酸奶忌加热，否则不仅会失去独特风味，其含有的乳酸菌也会被完全破坏掉。

4. 用酸奶搭配香蕉、苹果、草莓等水果制作成酸奶水果沙拉，是酸奶的健康吃法之一。

5. 酸奶中的某些菌种、糖，易对牙齿造成损害，因此喝酸奶后要及时漱口。

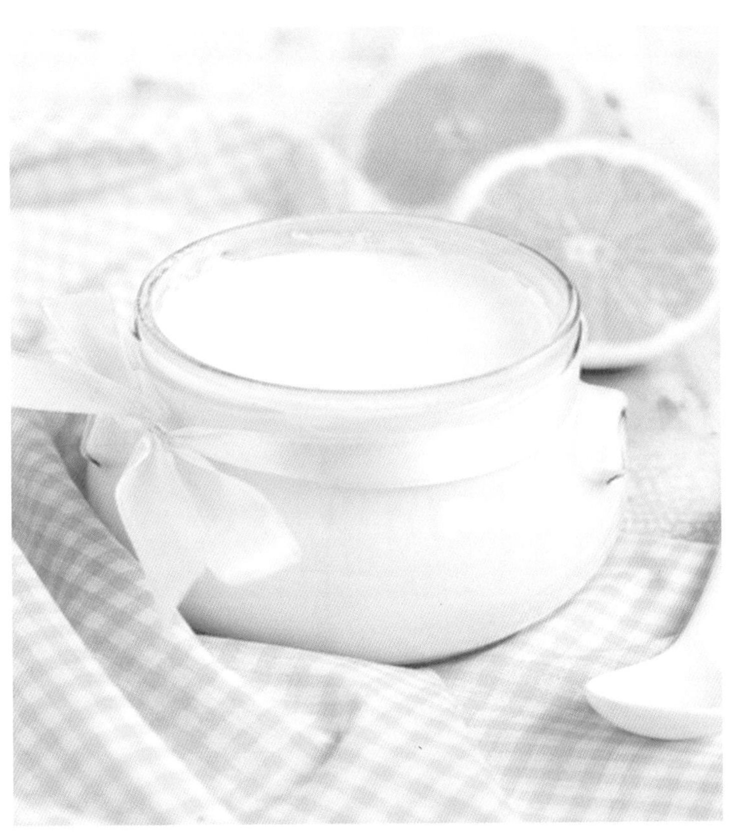

ω-3 脂肪酸：降低胆固醇，抑制癌细胞

脂肪酸是机体主要热量来源之一，ω-3 脂肪酸属于多不饱和脂肪酸，包括 α-亚麻酸（ALA）、二十碳五烯酸（EPA）和二十二碳六烯酸（DHA），是人体必需脂肪酸。

ω-3 脂肪酸具有众多功能，比如可降低血液胆固醇含量，预防心血管疾病；抑制血小板凝集，预防血栓和中风；减少关节僵硬和疼痛，防治类风湿性关节炎；增强骨密度，预防骨质疏松症；预防哮喘、糖尿病，缓解抑郁情绪；有助于孕妈妈健康及胎宝宝发育，对儿童视力、智力及神经发育有益。

研究发现，ω-3 脂肪酸还具有防癌抗癌的作用。众多实验表明，ω-3 脂肪酸可抑制基因突变，限制癌细胞发展范围，并遏制癌细胞转移。此外，ω-3 脂肪酸还能增强一些抗癌药物的功效、与化疗或放疗产生协同作用，从而更好地杀死癌细胞。

ω-3脂肪酸的食物来源

主要来自于鲈鱼、鳟鱼、三文鱼、沙丁鱼、金枪鱼等鱼类，以及菜籽油、大豆油、橄榄油和坚果等食物。

如何科学补充ω-3脂肪酸

1.《中国居民膳食指南》建议成人每天摄入水产类 40 ~ 75 克；选择动物性食物，应首选鱼和禽类。

2. 日常饮食宜清淡少油，每天烹调油的摄入量为 25 ~ 30 克；尽量减少煎、炒、炸，适当多选择蒸、煮、炖、滑、熘、拌的方式。

3. 核桃、榛子等坚果中含有 ω-3 脂肪酸，但热量也很高，应适当食用。

特别提醒

DHA 是一种长链 ω-3 脂肪酸，对儿童大脑的发育十分重要，还能预防阿尔茨海默病及心脏病，有助于皮肤及视网膜健康，具有良好的消炎、抗癌作用。海产品（包括海鱼和藻类）富含 DHA。

鲈鱼 公认的无公害食物

防癌有效成分：ω-3 脂肪酸、钾、硒

推荐用量：每人每天 100 克

不宜人群：皮肤病患者

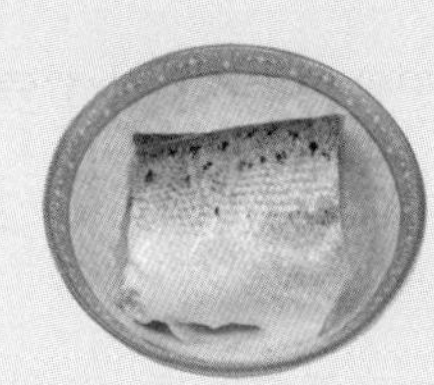

为什么能防癌抗癌

●鲈鱼是公认的无公害食物，富含优质蛋白质（18.6 克 /100 克），有助于增强体质。

●鲈鱼的脂肪含量不高（3.4 克 /100 克），但不饱和脂肪酸约占 59.7%，且多是丰富的 ω-3 脂肪酸，具有降低胆固醇、减轻炎症、防癌抗癌等作用。

●鲈鱼中含有众多有助于增强体质、预防癌症的矿物质。据测定，每 100 克鲈鱼中含钙 138 毫克、钾 205 毫克、镁 37 毫克、铁 2 毫克、锌 2.83 毫克、硒 33.06 微克。

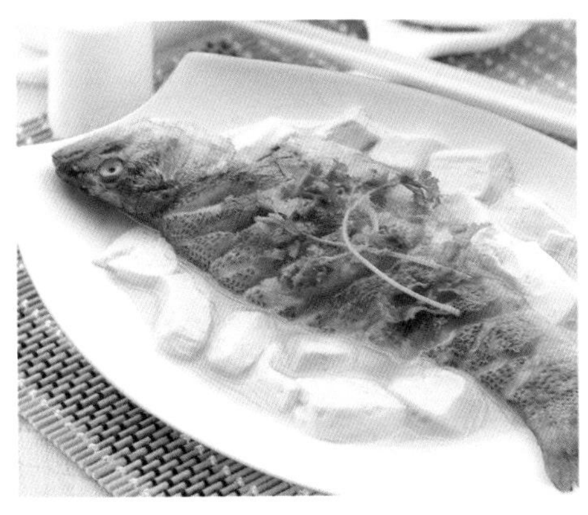

这样吃防癌效果好

●清蒸鲈鱼做法简单，但成品美观，味道特别出色。一般选用一斤左右的鲈鱼，加各种调味料蒸 10 ~ 12 分钟即可，可使肉质细嫩爽滑，将鱼肉的鲜美完全呈现出来。

爱心贴士

鲈鱼去鳞、剖腹洗净后，涂上一些料酒，就能够去除鱼腥味，并且鱼的味道更鲜美。

有益防癌抗癌的搭配

鲈鱼+粳米=利于消化、吸收

●用鲈鱼煮粥，制作简单，不仅含有 ω-3 脂肪酸，还富含优质蛋白质、B 族维生素，以及钙、钾、镁、硒等矿物质。

鲈鱼+豆腐=富含蛋白质、矿物质

●鲈鱼炖豆腐是一道味道鲜美的家常菜，富含优质蛋白质和多种矿物质。两者的结合可以让豆腐吸收鲈鱼的鲜味，而鱼汤有了豆腐的加入会更为香醇。

沙丁鱼 DHA、EPA防止细胞癌变

防癌有效成分：DHA、EPA、硒
推荐用量：每人每天 100 克
不宜人群：痛风患者

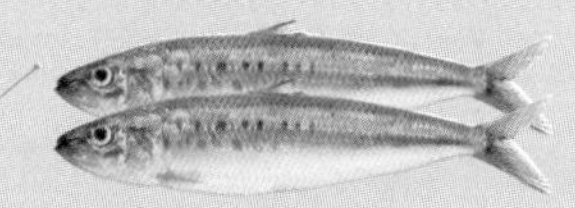

为什么能防癌抗癌

●沙丁鱼含有丰富的不饱和脂肪酸 DHA 和 EPA，能够抑制心血管收缩和血小板凝聚，减少血栓的形成。另外，DHA 和 EPA 还有助于增强免疫细胞的活性，防止细胞发生癌变。

●沙丁鱼中的硒含量比较丰富（48.95 微克 /100 克），有利于预防动脉粥样硬化，延缓衰老，还可保护细胞正常分化。

这样吃防癌效果好

●沙丁鱼适合清蒸、红烧，尽量不要用油炸的方法，否则会降低鱼肉中不饱和脂肪酸的比例。

●沙丁鱼的骨头富含钙质，建议烹调时可加点醋，促进钙的释出，还可软化骨头，方便食用。

爱心贴士

烹调前，先将沙丁鱼放入淡盐水中浸泡一会儿，可以去除沙丁鱼的腥臭味。

有益防癌抗癌的搭配

沙丁鱼+胡萝卜=养肝防癌

●沙丁鱼中含有丰富的不饱和脂肪酸，胡萝卜中含有大量的胡萝卜素，两者搭配食用，有防癌、抗衰老的功效。

沙丁鱼+番茄汁=营养更均衡

●番茄含有丰富的维生素 C、番茄红素，用番茄汁与沙丁鱼搭配食用，可以弥补沙丁鱼维生素 C 缺乏的不足，能使营养更加均衡。

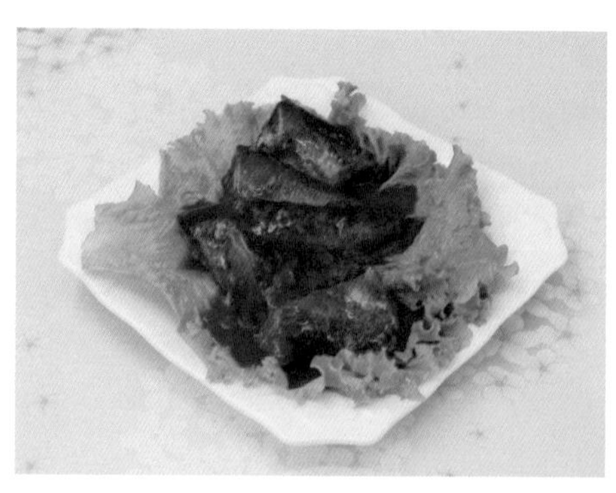

叶酸：维持细胞正常分化，防止突变

关于叶酸，许多人认为只有准妈妈才需要补充，因为充足的叶酸能有效降低先天性胎儿缺陷，预防新生儿神经管畸形及唇腭裂、先天性心脏病等。

其实，叶酸是一个保健多面手。叶酸又叫维生素 B_9，是水溶性 B 族维生素的一种，不仅在人体新陈代谢中起着重要作用，还有助于癌症的预防。

研究表明，叶酸与细胞内的遗传物质 DNA 的分裂和修补有关，可维持细胞正常的分裂过程，以免细胞分化时突变。有资料显示，叶酸摄取充足的人，罹患结肠癌、宫颈癌的概率会下降。此外，摄入适量叶酸可降低吸烟导致肺癌高发、饮酒导致乳腺癌高发的风险。

叶酸的食物来源

富含叶酸的食物

类别	食物
谷物	大麦、燕麦、糙米等
蔬菜	莴笋、菠菜、番茄、胡萝卜、卷心菜、油菜、小白菜、扁豆等
水果	橘子、樱桃、香蕉、柠檬、桃子、李子、梨、杏、杨梅、海棠、酸枣、山楂、石榴、葡萄、猕猴桃等
豆类坚果	黄豆及其制品、核桃、腰果、栗子、杏仁等
动物食品	鸡肉、牛肉及蛋类等

如何科学补充叶酸

1. 很多蔬菜中都含有叶酸，但如果放置过久，不仅菜不新鲜，还容易导致叶酸流失。采用凉拌、榨汁的方式能提高叶酸的摄取。

2. 米中同样含有叶酸，但若淘米时间过长，就会造成叶酸流失。

3. B 族维生素有助于叶酸的吸收，其中维生素 B_{12} 效果最佳。富含维生素 B_{12} 的食物有猪肉、牛肉、鸡肉、鸭肉、鱼类、蛤类、蛋类、牛奶及奶制品等。

4. 长期大量饮酒会降低体内叶酸的含量，因此要科学饮酒。

特别提醒

叶酸不耐热，易溶于水，一般无须担心摄取过量的问题。叶酸的可耐受摄入量为每日 1000 微克。如果需要服用叶酸制剂，需要在医生的指导下进行。

油菜 榨汁饮用能补叶酸

防癌有效成分：叶酸、膳食纤维、维生素 C
推荐用量：每人每天 150 克
不宜人群：眼病、疥疮患者

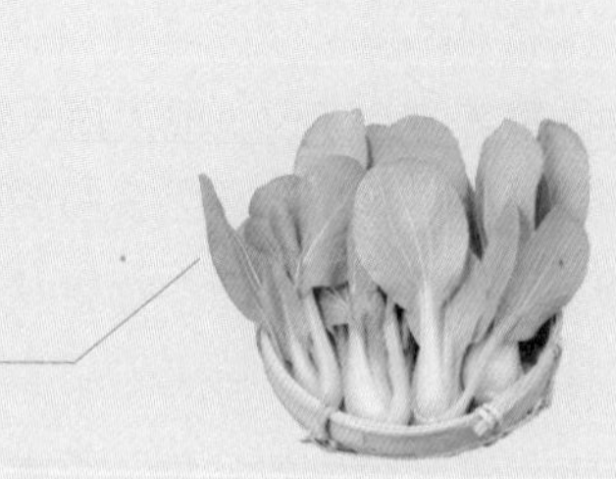

为什么能防癌抗癌

●油菜中含有丰富的叶酸，可促进新陈代谢，维持细胞正常的分裂生长，降低患结肠癌、肺癌、乳腺癌等的风险。

●据测定，每 100 克油菜中含膳食纤维 1.1 克、胡萝卜素 620 微克、维生素 A 103 微克、维生素 C 36 毫克及钾 210 毫克、镁 22 毫克，这些都是防癌抗癌的优质营养素。

●研究发现，油菜中含有的植物激素可增加酶的形成，对体内的致癌物质有一定的吸附和排泄作用。

这样吃防癌效果好

●油菜宜现切现做，并用大火快炒，这样既可保持鲜脆，又能避免营养成分被破坏。

●比起炒食，搭配水果榨成蔬果汁饮用，能摄取更多叶酸。

●忌吃隔夜的熟油菜，因为其会产生有致癌作用的亚硝酸盐。

有益防癌抗癌的搭配

油菜+香菇=搭配合理

●油菜和香菇是绝佳搭配，不仅富含膳食纤维、多种维生素及矿物质，还含有叶酸、香菇多糖等营养成分。

油菜+猕猴桃=营养丰富

●油菜与富含果酸、膳食纤维、维生素 C 的猕猴桃搭配制作蔬果汁，能最大程度保留食材所含的营养，有增强免疫力、通便防癌等功效。

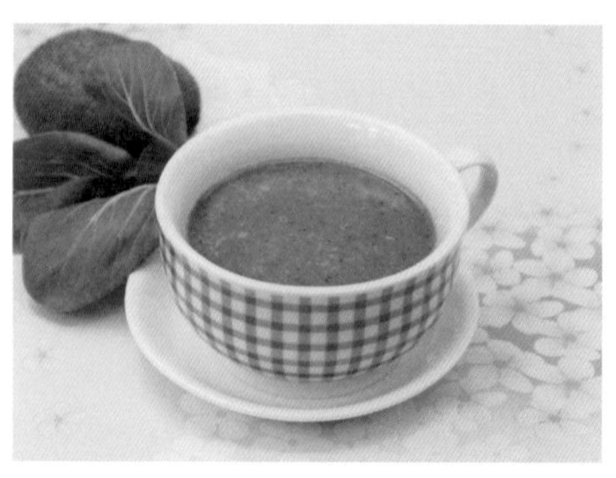

莴笋 丢弃嫩叶不可取

防癌有效成分：叶酸、膳食纤维、钾
推荐用量：每人每天 100 克
不宜人群：眼病患者、脾胃虚寒者

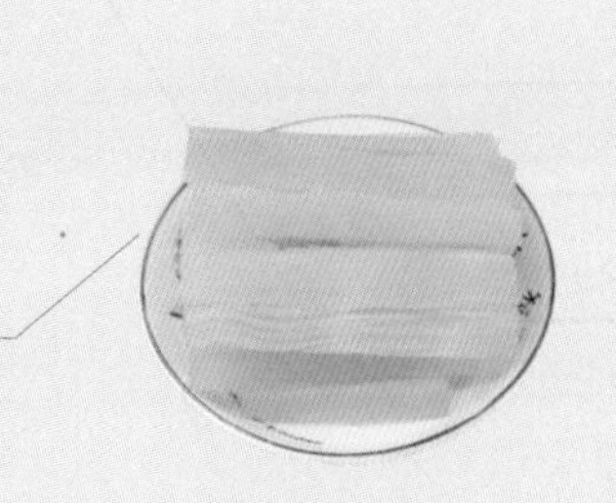

为什么能防癌抗癌

●莴笋是叶酸的好来源之一，它的茎、叶中均含有大量的天然叶酸，可维持细胞正常分化，预防多种癌症。

●莴笋还是低热量、低脂肪、高纤维的健康食材，每 100 克莴笋的热量仅为 15 千卡，经常食用可减肥瘦身、通便防癌。

●据测定，每 100 克莴笋含钾 212 毫克，不仅可维持人体肌肉、神经健康，而且有利于体内钾、钠平衡，增强机体的抗癌能力。

这样吃防癌效果好

●莴笋叶营养丰富，而且叶子越浓密营养价值越高，因此尽量不要丢掉莴笋叶。

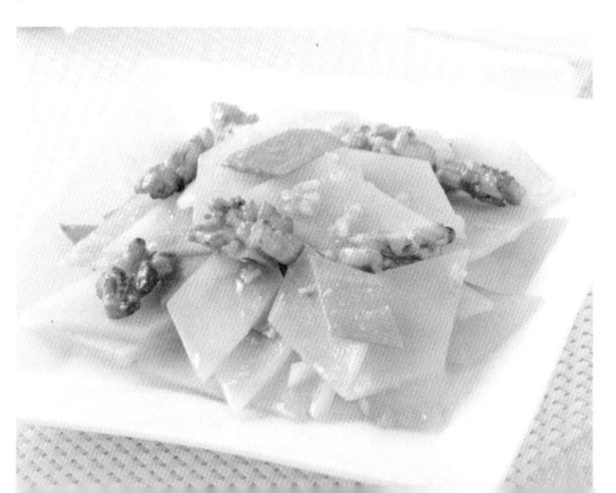

●焯莴笋时，要注意时间和温度，若焯水的时间过长、温度过高会使莴笋绵软，还会导致营养流失。

爱心贴士

莴笋虽好，但不宜多吃，因为莴笋中的某些成分对视神经有刺激作用。若引起眼疾，停食莴笋，几天后便会好转。

有益防癌抗癌的搭配

莴笋+黑木耳=降压、通便

●莴笋和黑木耳搭配，含有丰富的膳食纤维、钾、植物胶质，不仅能辅助降低血压，还有良好的通便排毒功效。

莴笋+核桃=增强免疫力

●核桃中富含不饱和脂肪酸、膳食纤维、维生素 E、钾、镁，经常食用可降低胆固醇、清除氧自由基。两者搭配烹调，可增强免疫力、益智、抗癌。

维生素 U：促进溃疡愈合，预防胃癌

严格来说，维生素 U 并不属于维生素，因为它不是人体必需的营养素。不过，维生素 U 却是公认的“抗溃疡剂”，能有效促进胃及十二指肠溃疡愈合，从而防止消化系统癌症的发生。此外，维生素 U 还能改善肝脏功能，促进肝脏排毒。

维生素U的食物来源

主要来自卷心菜、白菜、西蓝花、莴笋等。

如何科学补充维生素U

1. 维生素 U 有特殊气味，用此类食物搭配水果榨汁饮用，可改善口感。

2. 凉拌、制作沙拉等，能避免营养成分的流失。如果炒着吃，最好使用橄榄油，且加热时间不可过长。

3. 宜选购新鲜的食物，因为久置会导致维生素 U 的流失。

4. 维生素 U 易溶于水，因此不宜长时间用水浸泡。

防癌抗癌食物推荐——卷心菜

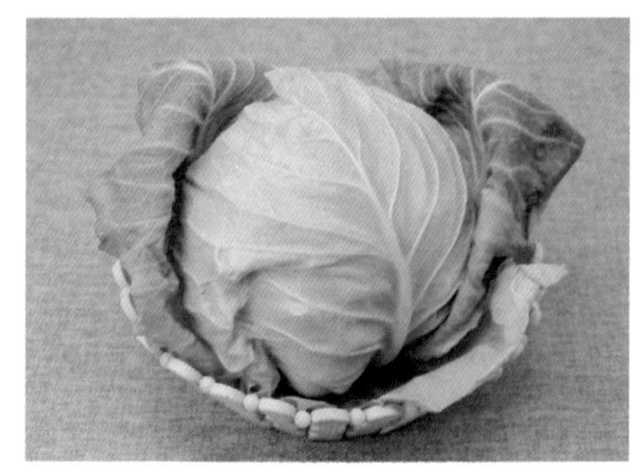

卷心菜又叫圆白菜、结球甘蓝，是甘蓝的变种。卷心菜中含有丰富的维生素 U，可加速溃疡面愈合；富含叶酸，能维持细胞正常分裂。据测定，每 100 克卷心菜中含膳食纤维 1 克、维生素 C 40 毫克、钾 124 毫克、镁 12 毫克，都有助于防病抗癌。

另外，卷心菜是世界卫生组织推荐的健康食物。《国际癌症期刊》研究指出，卷心菜中含有能预防膀胱癌的成分。国内外众多研究表明，常吃卷心菜还对预防结肠癌、乳腺癌、前列腺癌十分有益。

特别提醒

口腔溃疡者，补充维生素 U 可促进损伤黏膜愈合；胃及十二指肠溃疡等消化道溃疡者，补充维生素 U 可促进溃疡面快速修复；饮酒者，补充维生素 U 可改善肝脏代谢。

Part 7 这样吃，容易诱发癌症

不良饮食是诱发癌症的重要原因，比如常吃熏烤肉类、爱吃油炸食品、嗜好甜食等。营养专家特别提醒，我们在享用美味佳肴的同时，要谨防"癌从口入"，应立即改掉这些不良饮食习惯。

肥肉，易造成热量过剩，引发肥胖

瘦肉是指脂肪含量≤ 10% 的肉类，肥肉通常是指肉类的白色脂肪部分。一般把脂肪含量超过 30% 的畜肉叫肥猪肉、肥羊肉、肥牛肉等。以猪肉为例，不同肥瘦程度的猪肉热量、脂肪等的含量各不相同。

不同肥瘦程度猪肉营养成分一览

	热量（千卡）	蛋白质（克）	脂肪（克）	胆固醇（毫克）
猪肉（肥）	807	2.4	88.6	109
猪肉（瘦）	143	20.3	6.2	81
猪肉（里脊）	155	20.2	7.9	55
猪肉（五花）	349	7.7	35.3	98
猪肉（腿）	190	17.9	12.8	79

注：每100克所含营养成分（参考自《中国食物成分表》第2版）

营养专家指出，在等重的情况下，脂肪提供的热量是碳水化合物的 2 倍多，因此吃肥肉容易造成热量过剩，导致肥胖，进而成为诱发癌症的危险因素。

再者，肥肉脂肪中含有大量饱和脂肪酸，能明显影响血脂水平。如果过度摄取，会导致血清胆固醇升高，诱发动脉粥样硬化等心血管疾病。此外，饱和脂肪酸容易氧化，造成体内的过氧化脂质增加，这也是致癌的重要原因。

因此，日常饮食应控制饱和脂肪酸的摄入。中国营养学会建议，饱和脂肪酸的摄入量应低于膳食总热量的 10%。

也就是说，对于健康人来说，肥肉可以吃，但不宜多吃。肥胖者以及患有心血管疾病的人，最好不要吃肥肉。

熏烤肉类，含致癌的苯并芘

很多人喜欢吃烟熏、烧烤类食品，如烤羊肉串、烤牛筋、烤鱼等，鲜而不腻、风味独特。可是，你知道吗，这些美味对人体的危害很大。

产生致癌的苯并芘

用炭火熏烤的肉制品，会因为无法控制温度而使肉的表面温度过高，尤其是夹杂着脂肪的肉，温度过高就会滴油，油和高温炭火发生反应，产生强致癌物——苯并芘。

产生致癌物杂环胺

肉类中的蛋白质含量较高，而蛋白质在 200℃高温下会产生杂环胺，这种物质具有致突变、致癌的作用，能够引发乳腺癌、结肠癌等多种癌症。

降低免疫力

熏烤肉类往往里面没有熟透，外面已经焦煳，损失了很多营养；烧烤的过程就是脱水的过程，烤出来的食物虽香脆可口，但它们会大量消耗人体内水分，多吃会引起不适，这些都易降低人体的免疫力。

因此，我们平时应少吃熏烤类食品，尤其是路边的烤羊肉串等几乎没有卫生保障，应该忌食。

腌制食品，含大量亚硝酸盐

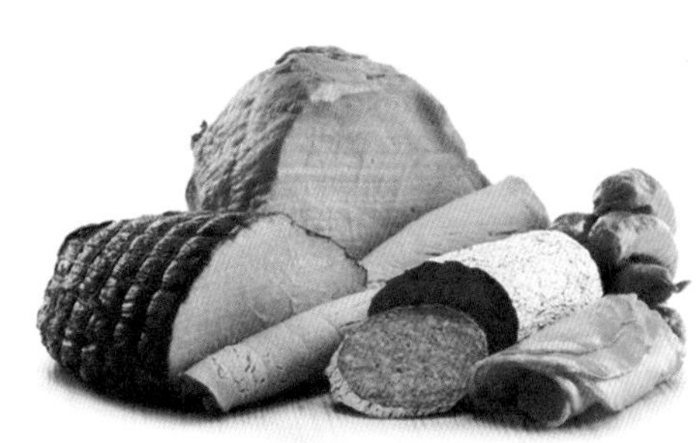

腌制食品在我国民间非常普遍，其中北方以腌菜为主，而南方咸鱼、咸肉、腊肉等比较常见。据营养学分析，食物在腌制过程中，维生素损失大，营养价值偏低。此外，腌制会使食物中的亚硝酸盐增加，不仅本身有毒性，而且在一定条件下可形成具有强致癌作用的亚硝胺。

腌菜

大多数新鲜蔬菜的亚硝酸盐含量为百万分之一，而腌菜的含量比较高，其中酸菜汁的含量高达万分之一。过量食用含亚硝酸盐过多的腌菜，会引发头痛、恶心、呕吐等中毒症状。另外，亚硝酸盐进入人体后，容易合成亚硝胺。科学家研究还发现，亚硝胺类化合物或会引发食管癌、胃癌、肺癌等癌症。

此外，酸菜腌制过程中会滋生大量的真菌，这些生长出来的物质可直接产生一系列毒素，其中一些毒素相当活跃，有致癌的可能。

腊肉

腊肉是猪肉腌制后再经烘烤（日光下暴晒）制成的肉制品。腊肉在制作过程中会使用少量的亚硝酸钠，在其风干过程中会产生亚硝酸盐。

在制作过程中，猪肉的很多维生素和矿物质丧失殆尽，如维生素 B_1、维生素 B_2 等含量均为零。另外，其脂肪含量高达 50%，胆固醇含量比新鲜猪肉还要高，容易诱发动脉粥样硬化、高血脂等慢性病，增加患癌风险。

火腿

火腿是肉类经过腌制、盐渍、烟熏、发酵和干燥处理等方式加工而成的肉制品。火腿在加工过程中会大量使用氯化钠（食盐）和亚硝酸钠，如果经常大量食用，对人体健康不利，甚至会诱发癌症。

另外，火腿本身也属于高脂肪食品，不宜经常或大量食用。

油炸食品，常吃会增加患癌风险

油炸食品品种繁多，色、香、味俱佳，因此深受人们喜爱。油炸的食物虽然好吃，但却存在着致癌隐患。

食物在油锅里高温烹饪，不仅会损失营养，还会使脂肪酸发生氧化作用，进而形成对人体有害的过氧化脂质。另外，一般的油炸食品中都含有一种叫作丙烯酰胺的致癌物质，它通常经过皮肤、呼吸道和消化道进入人体，一旦在体内积聚过多，就会诱发癌症。

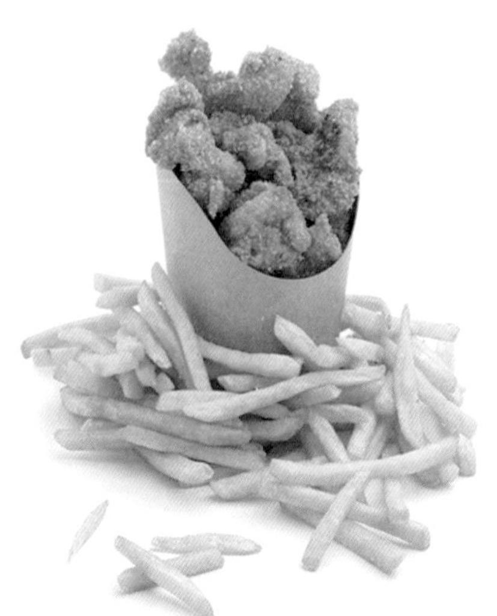

油条、油饼

油条、油饼属于高热量、低维生素食物，用经过反复加热的油炸制而成，含有大量的致癌物质——亚硝酸盐。常吃油条还会引起胆固醇和血压升高，增加肝脏癌变的概率。

方便面

方便面是典型的高热量、低维生素食物，含盐量高，常吃会损害肝肾，容易诱发癌变。方便面在制作过程中使用棕榈油，其含有的饱和脂肪酸会加速动脉粥样硬化。

大部分方便面都采用油炸的方法对面块进行干燥，油脂含量过高，并含有一定量的添加剂，如果经常食用会增加患癌症、肝脏疾病的风险。

炸鸡

炸鸡属于高热量、高脂肪食物，长期食用易造成高血脂、高血压等慢性病，同样存在致癌风险。

炸鸡是油炸食品，存在大量的油脂，常食会导致人体摄入过多的油脂，会增加肝脏和肠胃的负担，还会引发肥胖，甚至诱发肝癌、胃癌、肠癌等癌症。因此，炸鸡被世界卫生组织列为垃圾食品之首。

食品添加剂，过量摄取会引发癌症

食品添加剂是那些添加到各类食品中的化学物质，目的是为了改进食品颜色、质地和味道，或帮助食物保鲜。常见的食品添加剂包括防腐剂、色素、调味剂、膨松剂、抗氧化剂、增稠剂等。

虽安全也要注意

目前，被许可使用的食品添加剂达 1000 多种，这些添加剂都经过严格测试，安全性已经得到确认，并且每一种添加剂都有安全标准，大多数食品添加剂可以放心使用。

但食品添加剂多由人工合成，本身一般无营养价值，适当少量、少次数的应用尚可，但过量、长时间的食用含食品添加剂的食品则是有害的，甚至有致癌隐患。

减少添加剂的摄取

日常生活中，不食用加工食品、不食用没有食品添加剂的食物，都是难以实现的。那么，如何减少食品添加剂的摄取呢?

1. 学会看食品配料表。

2. 不要盲目选择色彩鲜艳的食品。

3. 不吃或不长期食用含防腐剂的肉类制品。

4. 尽量少吃或不吃含色素的食品。

5. 尽量不在外就餐，少吃零食。

注意高危食品添加剂

在众多食品添加剂中，有一些高危食品添加剂，比如有可能致癌的亚硝酸钠。亚硝酸钠经常作为增色剂使用，一般在香肠、腊肉、色泽鲜亮的熟食等加工食品中存在。还有邻苯基苯酚、联苯酚钠等防腐剂，在动物实验中已经确认有致癌性。另外，带有漂白剂的加工食品也不建议食用。

食品中可能滥用的食品添加剂品种名单

食品品种	可能滥用的添加剂品种
渍菜（泡菜等）、葡萄酒	着色剂（胭脂红、柠檬黄、诱惑红、日落黄）等
水果冻、蛋白冻类	着色剂、防腐剂、酸度调节剂（己二酸等）
腌菜	着色剂 、防腐剂、甜味剂（糖精钠、甜蜜素等）
糕点	膨松剂（硫酸铝钾、硫酸铝铵等）、水分保持剂磷酸盐类（磷酸钙、焦磷酸二氢二钠等）、增稠剂（黄原胶、黄蜀葵胶等）、甜味剂（糖精钠、甜蜜素等）
馒头	漂白剂（硫黄）
油条	膨松剂（硫酸铝钾、硫酸铝铵）
肉制品和卤制熟食、腌肉料和嫩肉粉类产品	护色剂（硝酸盐、亚硝酸盐）
小麦粉	二氧化钛、硫酸铝钾、滑石粉
臭豆腐	硫酸亚铁
乳制品（除干酪外）	山梨酸、纳他霉素
蔬菜干制品	硫酸铜
酒类	甜蜜素（配制酒除外）、安赛蜜
鲜瘦肉	胭脂红
大黄鱼、小黄鱼	柠檬黄
陈粮、米粉等	焦亚硫酸钠
烤鱼片、冷冻虾、烤虾、鱼干、鱿鱼丝、蟹肉、鱼糜等	亚硫酸钠

发霉变质食物，容易导致肝癌

日常生活中，我们常会遇到一些食品有霉味并伴有黄色、青色的细毛等情况，这是食品霉变的特征。霉变的食品不仅营养价值降低，有的还会带有致癌的毒素。

黄曲霉毒素是致癌元凶

霉变的食物会产生一种叫黄曲霉的真菌，它产生的毒素被称为黄曲霉毒素。黄曲霉毒素的毒性很强，是砒霜毒性的68倍，是氰化钾毒性的100倍。一般真菌在高温下可被破坏，但黄曲霉毒素需加温到260℃才会被破坏。

黄曲霉毒素主要损害人及动物的肝脏组织，表现为肝细胞核肿胀、脂肪变性、出血、坏死等。人体一旦食入黄曲霉毒素，即使含量不高，细胞的免疫反应也会受到抑制，并可能导致肝细胞病变，甚至诱发肝癌。

世界卫生组织已明确指出，黄曲霉毒素是人类致癌物，主要是肝脏致癌物。有科学家用含有这种毒素的饲料喂养大鼠、鸭、鳟鱼、猴等动物，使动物患了肝癌。毒素剂量越大，肝癌发生率越高。

避免摄入黄曲霉毒素

1. 平时尽量选用新鲜食材，避免食用腌制品、干货等。
2. 不要购买和食用已发黄、霉变，以及气味、颜色不正常的五谷杂粮。
3. 不宜一次性购买太多易发霉变质的食品，并且要采取正确的保存措施。
4. 若食品已有部分发霉，因菌丝已深入整个食材，剩余部分也不可再食用。

黄曲霉毒素的藏身处

含黄曲霉毒素的食物

发苦的坚果
瓜子、杏仁、开心果等霉变后会发苦，并产生黄曲霉毒素。

发霉的粮食
玉米、花生一旦霉变，黄曲霉毒素含量就很高；此外，还有大米、小麦、豆类、高粱等。

小作坊榨的油
小作坊的生产工艺大多简单，不能对原材料进行精炼，除去有害物质。

用久的筷子
用久的木筷或竹筷洗后没干，很容易滋生黄曲霉毒素。

嗜好甜食，糖为癌细胞提供养料

生活中，很少有人不喜欢吃糖，再加上市面上卖的甜食越来越精致，色、香、味俱全，人们更是难以抗拒它的诱惑。可是，你知道吗，过量食用甜食，尤其是精制糖，会增加患癌风险。

吃糖太多易致癌

糖为癌细胞提供养料。科学研究表明，正常细胞将氧气作为生存的能源，而癌细胞依靠糖的酵解为生。过量吃甜食，就等于给癌细胞提供了营养，会帮助癌细胞生长。

糖会增加胰岛素的分泌。糖容易被人体吸收，导致血糖迅速升高。这时胰岛素就会开始工作，将糖分代谢为燃料。血糖持续升高，胰腺就会分泌更多的胰岛素，而过量胰岛素会刺激癌细胞的生长和转移。

导致免疫力下降。白糖会在体内产生大量的酸性物质，人体要消耗大量碱性的钙、镁等来中和酸性物质，易引起人体缺钙及镁，且易使人体内出现中性或弱酸性环境，直接导致免疫力下降，那么致癌物质便会乘虚而入。

减少糖的摄入

1.《中国居民膳食指南（2016）》建议，每人每天糖的摄入量不要超过50克，最好控制在 25 克以下。

2. 平时要少吃甜食，比如蛋糕、饼干、糖果、冰激凌、蜜饯等，这些食品含糖量都很高。

3. 少喝饮料，如果喝饮料要选择少糖或无糖的。

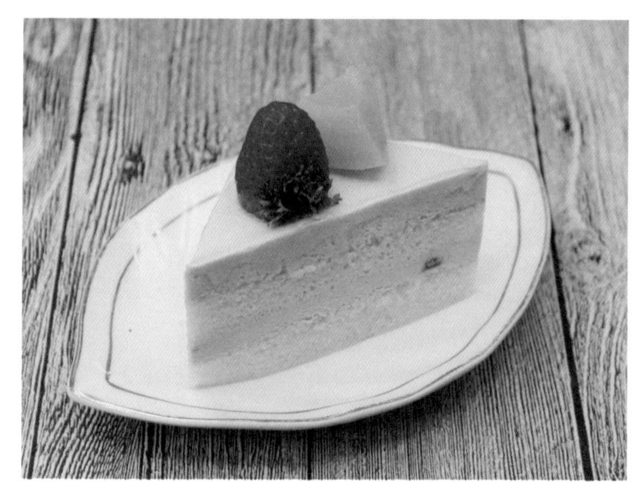

果蔬残留农药，是致癌的元凶之一

我们都知道，果蔬中残留的农药，不仅会危害人体健康，也是诱发癌症的元凶之一。目前认为与癌症有关的农药主要是有机氯、有机磷，以及砷类杀虫剂。

有机氯杀虫剂：通过皮肤、呼吸道和胃肠道进入人体，长期接触容易发生慢性中毒。

有机磷农药：据报道，其中有些农药在动物实验中显示出致癌性。

砷类杀虫剂：与肺癌有关，长期吸入含砷农药能引起肺癌。

一般情况下，生长周期长的蔬果比生长周期短的蔬果更容易残留农药；带叶子的蔬菜由于叶片面积大，残留的农药较多；表面粗糙的蔬果，比表面光滑的易残留农药；有特殊气味的蔬果病虫害少，农药残留因此也少，如茴香、香菜、辣椒、芥蓝等。

平时我们应该尽量选用无农药或低农药、有机栽培的蔬菜、水果，竭力减少残留农药带来的危险。此外，我们还要掌握一些清除蔬果残留农药的方法。

清除残留农药的方法

1

浸泡法

黄瓜、辣椒、苹果等蔬果，最好放在盆里浸泡 5 分钟，再用刷子刷洗干净。草莓、葡萄等，可用淡盐水浸泡片刻。

2

冲洗法

叶类蔬菜最好用流动的水冲洗，以稀释表面的残留农药，不要浸泡，以免溶解在水里的农药从叶片的断裂面渗入。

3

去皮法

有些蔬果仅仅清洗干净是不够的，去皮才能除去有害物质。比如土豆、红薯、荸荠等最好去皮食用。

4

加热法

焯烫等加热法也可去除部分农药，如芹菜、圆白菜、青椒、菜花、豆角等，可放入沸水中烫 1 ~ 2 分钟。

5

存方法

洋葱、萝卜、苹果等易储存的蔬果，在阴凉通风处放几天，有助于残留的农药挥发。

汞、镉等摄取超标，破坏免疫系统

常见的汞、镉、铅、铀等是对人体有害的重金属，可通过食物和饮水摄入、呼吸道吸入和皮肤接触等途径进入人体。

这些重金属的累积量一旦超过身体所能承受的范围，就会影响健康，轻则可能导致慢性疾病，引起头痛、头晕、失眠、健忘、精神错乱、关节疼痛等；严重的话会破坏人体免疫系统，导致癌症的发生。

医学研究证实，镉、砷、铅、铀、汞等元素是致癌物质，和肿瘤的发生率和死亡率呈正相关。当人们不慎摄取超标时，会使得癌症的发病率随之增高。

国际癌症研究机构已经确认，饮用水中的砷可令人患上膀胱癌、肺癌和皮肤癌，其致癌过程缓慢，从积累到癌症发病可达 10 年之久。

防癌专家提醒，重金属对人体危害的潜伏期较长，起初人体没有什么不适症状，也不易察觉，但累积到一定程度就会致病。

要想减少重金属对人体的危害，降低患癌风险，除了避免呼吸道吸入、皮肤接触重金属外，在饮食上我们也要注意避免重金属的摄取超标。

哪些食物易含有害重金属

易含有害重金属的食物

食　物	简要说明
海鲜	由于海水受到重金属汞、砷、铅的污染，贝类、海鱼等海鲜已成为重金属的重要来源
皮蛋	皮蛋在腌制过程中，常在浸渍液中添加铅或铜等重金属，以促进配料均匀、快速渗入蛋中。但在放置的过程中，这些氧化铅会逐渐渗透到蛋内
动物内脏	动物如果吃了被重金属污染的饲料、水，都要靠内脏来代谢，一些重金属等有害物质就会沉积在内脏中
易拉罐饮料	易拉罐多以铝合金为材料，内壁涂了一层有机涂料，使铝合金和饮料隔离。但有些不合格易拉罐可能保护性涂料涂得不均匀，致使罐内壁铝合金与饮料接触，时间久了铝元素会逐渐溶入其中
某些中药	有些中药中也含有重金属成分，比如常见的雄黄和朱砂，其中朱砂含汞，雄黄含砷

避免过量摄取重金属

1

少吃含重金属的食物

不要经常吃海鲜，每天不要超过1种，每次不要超过100克；每周最多吃1～2次动物内脏，每次不要超过50克；要选择无铅皮蛋，并且吃的时候加些醋。

2

择优选购食物

在选购蔬菜水果时，以无公害者为首选。叶菜类最好多选择能将重金属污染控制在标准范围内的，如大白菜、洋葱、韭菜等，并且每餐菜品要多样化。

3

多吃排毒食物

很多食物有排毒作用，如黑木耳、西蓝花、香菇、大蒜等有利于重金属的排出；燕麦、芹菜等膳食纤维含量丰富的食物，可以吸附重金属，并帮助排出体外。

4

少喝饮料、多喝白开水

尤其是易拉罐饮料最好少喝或不喝，如果要喝饮料最好选择瓶装。而白开水是人体的最佳洗涤剂，有助于净化体内环境。

警惕日常用品中的重金属

1.化妆品

增白类化妆品大多数都含有铅或汞等重金属，唇膏一般都含有增加颜色光泽的金属铋。

2.办公用品

办公室里打印机、复印机、传真机的部件中含有铬等有害金属。虽然含量很少，但经常接触和吸入这些物质对身体有害。

3.水龙头

铜制或铅制的金属水龙头和水管，使用的时间越长就越可能存在重金属渗出。每天早上使用自来水时，最好先放水3～5秒后再用。

Part 8 常见癌症的饮食预防

癌症是人类健康的大敌，它能侵袭人体的骨骼、血液及各个器官，给人带来痛苦，甚至夺走生命。肺癌、胃癌、肝癌、食管癌、肠癌、肾癌、乳腺癌、前列腺癌等都是常见的、高发的肿瘤疾病。要战胜癌症，预防的重要性远大于治疗。

肺癌——远离香烟，注意烹饪方式

肺癌是起源于支气管、细支气管、肺泡等处上皮及支气管黏液腺的恶性肿瘤。肺癌是全世界最常见的癌症之一，最新数据显示，全球 180 万新发的肺癌病人中，中国肺癌的发病人数占 35.8%，死亡人数占 37.6%，位居全球第一位。

那么，为什么肺癌有如此高的发病率，它是怎么发生的呢？

提到肺癌的诱因，很多人首先想到的是吸烟。的确，吸烟与肺癌有着密切的联系。可以说，肺癌是被“气”出来的，这“气”不仅包括吸烟产生的烟气，还有大气污染、油烟、装修的污染等。此外，不合理的饮食及烹饪方式也易诱发肺癌。

肺癌早知道

早期症状	高危人群
□慢性咳嗽，经久不愈	□ 40 岁以上的长期吸烟者
□声音嘶哑	□长期有二手烟接触史人群
□持续胸痛	□长期在污染环境中生活的人
□咳痰带血丝	□有肺结核病史，治愈后反复发作者
□反复发作的支气管炎或肺炎	□有肺癌家族遗传史者

尽早戒烟、远离二手烟

吸烟对肺部的危害是众所周知的，我国每年有超过 100 万人死于肺癌或与吸烟有关的疾病。烟草中含有多种致癌成分，能够损伤肺部、引起细胞突变，极容易诱发癌症。

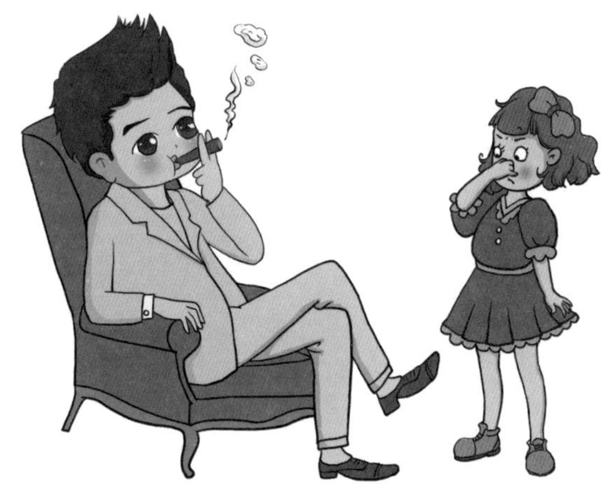

所以，尽早戒烟，可以大大降低患肺癌的风险。有数据显示，30 岁以前戒烟能将患肺癌的风险降低 90%; 戒烟 5 年之内的人，死于肺癌的概率会降至每天吸一包烟的人的一半。

预防肺癌，还要注意远离二手烟。二手烟中包含 40 多种致癌物质，如被不吸烟的人吸入体内，会对人体健康造成很大的伤害。二手烟对女性的伤害更大，长期在二手烟环境中生活的女性不仅容易患肺癌，还容易不孕不育，孕妇更容易流产、早产。

多吃清肺润肺的食物

日常饮食中，我们应该适当多吃一些有清肺润肺功效的食物，比如薏米、山药、莲藕、胡萝卜、百合、枇杷、雪梨等，经常食用可以改善肺脏功能，提高抗病能力。

防癌专家提醒

雾霾已被我们熟知，而雾霾对人体最直接的伤害便是侵犯呼吸系统，肺脏首当其冲。雾霾中的大量污染物和致病微生物，不仅易诱发咳嗽、哮喘、慢性阻塞性肺病等，甚至会导致肺癌。因此，雾霾来袭时，我们更要做好肺脏保养，外出佩戴防霾口罩，适时饮水，适当多吃清肺润肺、排毒通便的食物。

注意烹调方式

烹调过程中产生的油烟是非吸烟肺癌的主要病因之一。因为油烟中含有多种有害物质，如丙烯醛、苯、甲醛等。

据统计，近几年上海女性肺癌的发病率上升很快，尤其是 40 ~ 50 岁的女性，患癌人数更多。而在非吸烟女性肺癌患者中，超过 60% 的女性经常与厨房油烟打交道，很多女性炒菜喜欢用高温油来煎炸食物或烹炒肉类食物。

此外，餐饮业炊事人员的肺癌发病率较一般职业也高，常在厨房做饭者患肺癌的概率甚至远高于不常在厨房做饭的吸烟者。

因此，我们平时做饭时要注意烹调方式，尽量改变易产生油烟的烹调方法。

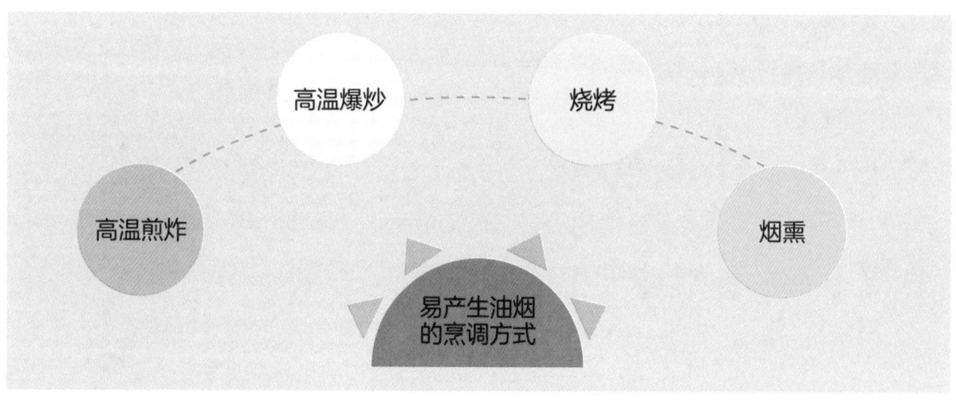

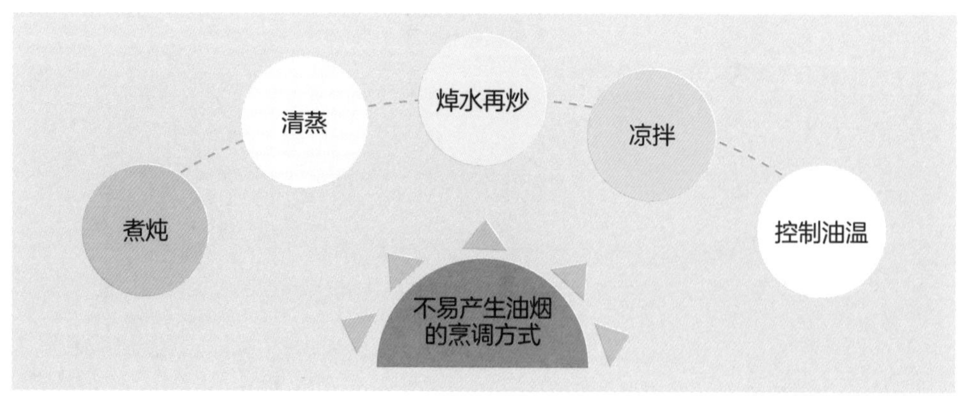

此外，为了降低致癌的风险，我们还要改掉以下不良的烹饪习惯。

闭窗炒菜

尤其在冬季，很多人炒菜时担心冷空气入侵而紧闭门窗，这不利于油烟的扩散。做饭时最好开窗通风，让空气产生对流，做饭后也要继续开窗通风至少 10 分钟。

炒完菜立即关掉抽油烟机

在厨房安装一台性能良好的抽油烟机是必不可少的。需要注意的是，炒完菜后不要立即关掉抽油烟机，应继续运转 3 ～ 5 分钟。

油冒烟后才下锅

很多人都在油冒烟后才把食物下锅，其实这时油温往往已经超过 200℃，不仅容易产生油烟，还会破坏食物中的营养。所以，炒菜时最好热锅凉油。

油反复用

炸过食物的油，用来炒菜或再次油炸是不科学的。因为使用多次的油会残留苯并芘、醛类等致癌物，常食会增加患癌风险。因此，食用油最好只用 1 次。

不刷锅接着炒

炒完菜，看似干净的锅表面已经附着了油脂和食物残渣，当再次高温时，可能会产生苯并芘等致癌物。所以，每炒完一盘菜，就应当把锅刷干净。

不经常清洁厨房

厨房产生的油烟冷却后，就会凝聚在纱窗、玻璃、抽油烟机、瓷砖上，当再次做饭局部温度升高时，油垢就会受热飘浮在空气中。

胃癌——清淡饮食，细嚼慢咽

胃癌是指发生在胃黏膜上皮组织的恶性肿瘤，是人体最常见、最多发、危害最大的恶性肿瘤之一。胃癌的发病率和死亡率，在我国恶性肿瘤中名列前茅。

胃癌的症状不易被发现，其早期症状与胃溃疡十分相近。胃癌的发病原因和机制比较复杂，但可以肯定的一点是与饮食密切相关。

美国癌症研究所的资料显示，在众多的致癌因素中，饮食不当是胃癌的最大诱因。防癌专家也指出，通过改变饮食结构，培养良好的饮食习惯，可以很好地降低胃癌的发生率。

胃癌早知道	
早期症状	**高危人群**
□长期胃部不适、隐痛 □上腹部剧烈疼痛 □长期胃酸逆流 □食后饱胀，甚至恶心呕吐 □不明原因的食欲减退、消瘦	□长期食用烧烤、烟熏、腌制食品者 □长期摄入过多动物油脂者 □患有胃溃疡或其他胃部疾病者 □有胃癌家族遗传史者

避免暴饮暴食

由于生活节奏加快，很多人的日常饮食越来越不规律，吃饭无定量无定时。有的人要么不吃饭，要么就暴饮暴食，一次性吃得过多、喝得过量。殊不知，暴饮暴食会损害消化系统，引发胃病，甚至会诱发胃癌。

有调查显示，在胃癌患者中，有一半以上的人患有 4 年以上的胃病史，这些胃病包括胃溃疡、萎缩性胃炎等。

正常情况下，人的胃肠蠕动有严格的节奏，分泌出的消化液能保证吃进去的食物的充分消化。如果暴饮暴食，让大量食物在短时间内进入胃肠，消化液就会供不应求，从而使食物不能完全地消化，引起消化不良。

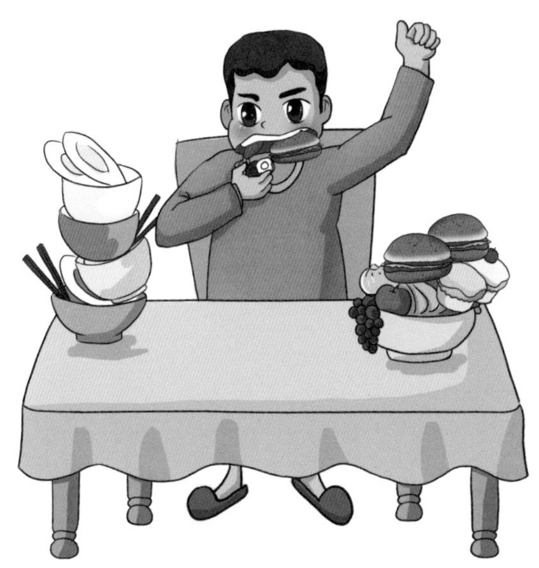

暴饮暴食会使胃被撑得处于饱和的状态，胃肠负担过重，蠕动受到限制，损害胃的正常功能。更为严重的是，暴食把胃填满了，会使胃失去蠕动能力，机械性地膨胀，从而引发胃下垂或急性胃扩张。

此外，如果胃始终处于饱胀状态的话，会分泌大量的胃液，胃液会破坏胃黏膜。胃黏膜是保护胃的屏障，受到损害后会产生胃部炎症，甚至诱发胃溃疡、胃糜烂等严重疾病，时间长了，则容易诱发胃癌。

因此，我们一定要养成良好的饮食习惯，做到吃饭七八分饱，避免暴饮暴食。

避免高盐饮食

盐是日常不可或缺的调味品，烹饪菜肴时适当放点盐，不仅能增加菜肴的滋味，还能促进胃液分泌、增进食欲。不过，过量摄入盐则对健康不利，甚至会导致胃癌来袭。

医学研究发现，经常吃高盐食物容易损伤胃黏膜，并导致炎症的发生，而这种炎症会损害细胞并诱发胃癌。此外，幽门螺杆菌感染是诱发胃癌的重要原因，而过量的盐分会引发黏膜炎，从而增加幽门螺杆菌感染的概率。而且，过量的盐还会促使人体内的致癌物亚硝胺增多。

因此，日常饮食一定要严格控制盐的用量，坚持低盐、低钠饮食。

食盐每日摄入量

根据中国营养学会建议，成人每天食盐摄入量不超过 6 克。

高钠=高盐

控盐并不是单纯地减少食盐摄入，而是减少一切含钠高的食物摄入，高钠食物等同于高盐食物。

1克钠=2.5克盐，1克盐=0.4克钠

减盐5绝招

1. 学会使用勺、限盐罐，每餐按量放入菜肴。
2. 烹调时多用醋、柠檬汁、姜等调味品代替一部分盐和酱油。
3. 学会看食品标签，拒绝高盐食品。

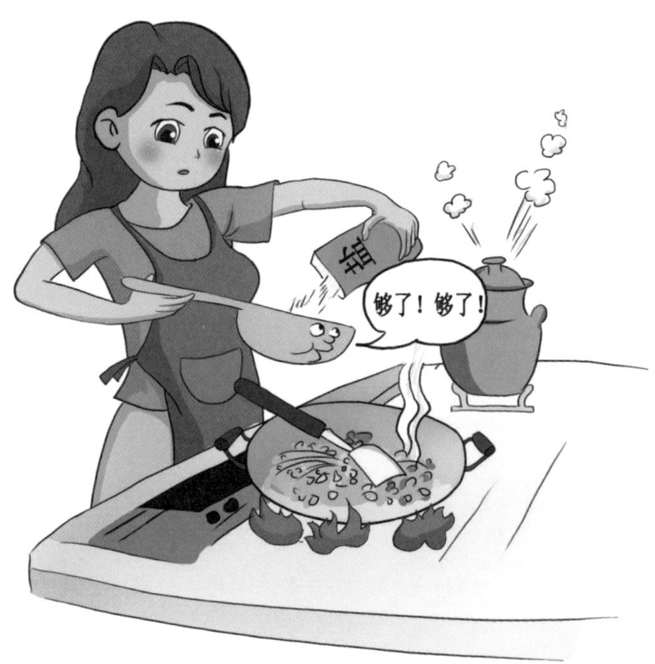

4. 不一定每道菜都加盐，最后一道汤可以不加盐。

5. 起锅前将盐撒在食物上，能使人感觉到明显的咸味，减少用盐量。

小心食物中的“隐形盐”

除了看得见的白色食盐外，很多食物中还存在着看不见的盐，称之为“隐形盐”。一般来说，它们隐藏在加工食品和调味品中，如果我们不注意就会多吃了盐。

“隐形盐”食品一览

食品名称	钠（毫克/100克）	食品名称	钠（毫克/100克）
酱油	5757	方便面	400 ~ 800
豆瓣酱	6012	饼干（夹心）	303
甜面酱	2097	饼干（咸）	697
腐乳（红）	3091	海苔	1599
榨菜	4253	薯片	508
味精	8160	麦片	318
鸡精	18864.4	奶油五香豆	1577

此表引自《中国居民膳食指南（2016科普版）》

盐吃多了怎么办

多饮水。如果吃咸了，首先要多喝水，最好是纯净水和柠檬水，尽量不要喝含糖饮料和酸奶，因为过量的糖分也会加重口渴的感觉。

喝豆浆。豆浆中 90% 以上都是水分，而且还含有较多的钾，可以促进钠的排出，且口感比较清甜。

多吃含钾蔬果。如果吃得太咸，可以在饭后多吃些含钾多的水果。因为钾离子的摄入可以促进钠离子的排泄，减少摄盐过多对身体的损害。

警惕！这些饮食习惯易伤胃

三餐不定

生活中很多人一日三餐不按时吃，甚至不吃，长期如此很伤胃。三餐时间不吃饭，胃酸无处可用，高酸环境易造成胃黏膜的损伤；非三餐时间吃饭，没有足够的胃酸分泌，大大增加了胃的负担。

饮食不洁

幽门螺杆菌感染是导致胃炎、胃溃疡和胃癌发病的重要诱因，它可以通过餐具、牙具、唾液等途径进行接触传染。因此，平时应注意个人卫生，避免食用不洁的食物，预防幽门螺杆菌感染。

无辣不欢

有些人无辣不欢，认为辣椒能促进食欲，其实适当食用辣椒能增强肠胃蠕动，促进消化液的分泌。但如果过多食用辣椒，就会对胃肠黏膜产生强烈刺激，导致胃肠黏膜充血、水肿、糜烂、出血、溃疡等。

贪食夜宵

如果睡前吃夜宵，食物难以被消化，会在胃中停留很长时间，增加胃的负担，使胃得不到应有的休息，长期这样会损伤胃的正常功能。

碳酸饮料

很多人喜欢喝碳酸饮料，这些饮料可促进胃酸分泌，从而刺激胃黏膜。并且碳酸饮料在胃内会产生大量气体，容易引起腹胀、呃逆等胃部不适。

浓茶、咖啡

很多人通过饮用咖啡、浓茶来提神醒脑。殊不知，经常饮用浓茶和咖啡，也会损害肠胃健康。浓茶和咖啡都具有兴奋神经的作用，能通过神经反射导致胃黏膜出现充血、分泌功能失调、保护功能被破坏，从而诱发胃炎、胃溃疡等肠胃疾病。

肝癌——控酒护肝是关键

肝癌是我国常见的恶性肿瘤之一，可发生于任何年龄，以 40 ~ 59 岁为多。肝癌具有起病隐匿、潜伏期长、进展快、侵袭性强、易转移等特点。一般早期症状不明显，甚至患病后较长时间毫无感觉。

引发肝癌的原因很多，患有乙肝或丙肝或病毒携带者，是导致肝硬化甚至肝癌发生的重要原因。此外，肝癌与吃喝关系密切，比如大量饮酒、喝受污染的水、吃霉变食品等，都可能会诱发肝癌。

美国著名的肿瘤营养学家坎贝尔教授指出，肝癌的高发与吃喝不当息息相关；肝癌的预防和治疗同样与吃喝有关。

肝癌早知道	
早期症状	**高危人群**
□肝区疼痛，多是肋部或剑突下 □上腹部有包块 □不明原因腹泻、腹痛 □不明原因发热 □牙龋出血、皮下淤斑等	□乙肝、丙肝及肝硬化患者，慢性肝炎患者，且病史 5 年以上人群 □长期酗酒的人 □经常食用含黄曲霉毒素食品者 □有肝癌家族遗传史者

控制饮酒量

适当饮酒有益健康，可以松弛血管，改善血液循环，增进食欲，有利于睡眠。如果长期大量饮酒则对身体有害。防癌专家提醒，酒精是肝癌的罪魁祸首，酗酒的人患肝癌的危险性会远高于不喝酒的人。

长期喝酒是损害肝脏的第一杀手。因为酒精进入人体后，主要在肝脏进行分解代谢。如果每天大量饮酒，肝脏负担过重，有一部分毒物就无法排泄出去而留在肝脏内，可能会患上酒精肝。

此外，酒精对肝细胞的毒性，还会使肝细胞对脂肪酸的分解和代谢发生障碍，引起肝内脂肪沉积而造成脂肪肝。饮酒越多，脂肪肝就越严重，还可诱发肝纤维化，进而引起肝硬化，诱发肝癌。

因此，日常生活中，我们一定要控制饮酒量，尤其是肝功能异常的人应禁酒。

建议饮酒量

根据《中国居民膳食指南（2016）》建议，以酒精量计算，成年男性和成年女性一天的最大饮酒量分别不超过 25 克和 15 克。

酒精换算表

	25克酒精	15克酒精
啤酒	750 毫升	450 毫升
葡萄酒	250 毫升	150 毫升
38 度白酒	75 克	50 克
52 度白酒	50 克	30 克

参考自《中国居民膳食指南（2016科普版）》

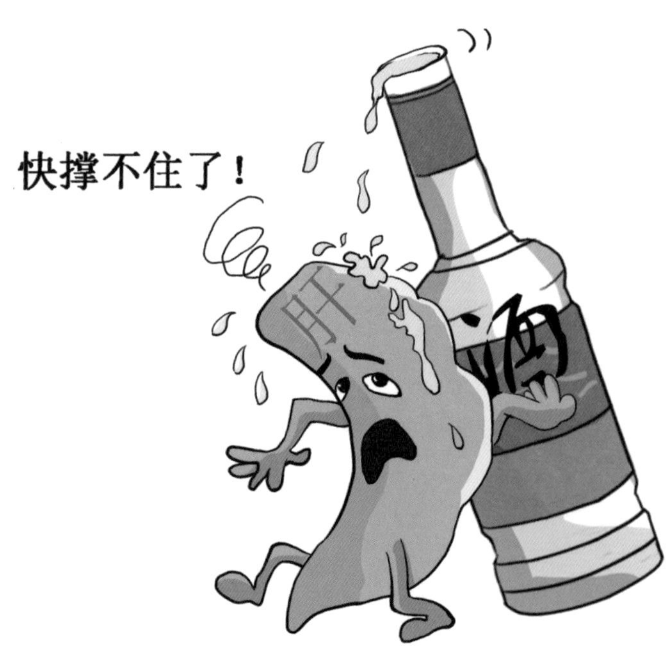

怎么喝酒不伤肝

日常生活中，有时饮酒是难免的。我们应尽可能饮用低度酒，并科学饮酒，以避免对肝脏造成损害。

饮酒须慢饮

饮酒时一定要尽量放慢速度，给肝脏充足的时间来分解酒精。

把握饮酒时间

下午两点以后，肝脏中的乙醛脱氢酶浓度相对较高，饮用等量的酒，较上午更容易被身体分解，然后排出体外。

选择最佳佐菜

饮酒时，选择理想的佐菜可减少酒精的危害。最佳佐菜是富含蛋白质和维生素的食物，如新鲜蔬菜、鱼、瘦肉、蛋类等。

不要空腹饮酒

饮酒前要吃些东西，比如汤和水果。当酒精进入人体后，汤或水果的营养成分能起到分解酒精的作用。

心情不好不饮酒

过分忧愁或生气时不宜饮酒。因为人在发怒时容易伤肝，若再饮酒，似火上浇油。

酒后吃点面食

酒后应吃一些容易消化的面食，如馒头或面条。这些食物可转化成葡萄糖，有利于人体供血并增加体能，还可以中和胃酸。

防癌专家提醒

患有高血脂、胰腺炎、肝脏疾病的人最好不饮酒；尿酸过高的人不宜大量喝啤酒。

不要过多食用生姜

俗话说“冬吃萝卜夏吃姜，不劳医生开药方。”“早吃三片姜，胜过人参汤。”这都说明生姜对人体的保健功效。

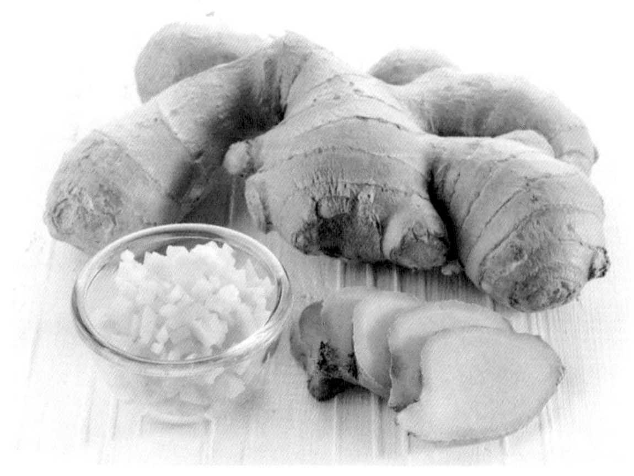

的确，生姜含有丰富的膳食纤维，多种维生素，以及钙、磷、铁等矿物质，还含有芳香醇、姜烯、姜辣素等多种成分，有驱寒暖身、抗病菌、抗过敏等功效。不过，防癌专家提醒，不能因为生姜的好处多就过量食用。

致癌成分——黄樟素

生姜中含有一种不利于健康的成分——黄樟素，如果长期过量食用可能会引起中毒，还会增加患肝癌的风险。

美国食品药品监督管理局（FDA）的研究显示，黄樟素可引起肝癌。实验表明，在小鼠的饲料中添加 0.04% ~ 1% 的黄樟素 150 天到 2 年，可诱导小鼠产生肝癌。研究人员发现，黄樟素经过代谢会转化为活性致癌物。

因此，日常饮食中要注意生姜的食用量，不要当菜吃、天天吃。如果只是作为调味品偶尔食用，是十分安全的。

不要吃腐烂的姜

民间有“烂姜不烂味”的说法，其实这是没有科学依据的。腐烂的生姜会产生毒素，黄樟素含量会大大增加，食用后可使人体肝脏细胞变性，影响肝脏代谢功能，严重时会导致肝癌的发生。

因此，平时一定不要吃腐烂的姜，并要学会科学选购。

选购生姜四步骤

1 看颜色

正常的姜表面较干，一般呈土褐色，颜色发暗，而硫黄熏烤过的姜较水嫩，呈浅黄色，所以太漂亮的姜不宜购买。

2 摸手感

优质生姜肉质坚挺，用手捏不酥软，而硫黄熏烤过的姜用手搓一下，姜皮很容易剥落。

3 闻气味

选购姜时，用鼻子闻一下，如果有淡淡的硫黄味或其他异味，则不要购买。

4 尝味道

掰开后品尝一下姜的味道，如果姜味不浓或味道有改变，则要谨慎购买。

姜的健康吃法

宜“早”，不宜“晚”。生姜的辛温发散作用会对人夜间的休息造成影响，而且晚上吃生姜的话还很容易上火。

嫩姜、老姜有不同。嫩姜一般用来炒菜、腌制成糖姜等食品；老姜味道辛辣，一般用于熬汤、炖肉。

搭配禁忌。应避免与白酒、韭菜、羊肉、兔肉等辛辣、热性食物搭配食用，以免过于燥热。

人群禁忌。阴虚火旺者、肝炎患者，以及有肺热燥咳、胃热呕吐、口臭、痔疮出血、痈疮溃烂的人群不宜食姜。

食管癌——喜食烫食惹的祸

食管癌是食管鳞状上皮的恶性肿瘤，是我国常见的消化道肿瘤之一。食管癌发病年龄多在 40 岁以上，男性多于女性，北方比南方发病率高。

食管癌的确切病因目前还不太清楚，但相关研究表明，与饮食有着密切的关系。其中，食管的局部损伤、长期喜食烫食可能是致癌的重要因素。

此外，进食过快、进食粗硬食物可能引起食管黏膜损伤，反复损伤可以造成黏膜增生，最后导致癌变。此外，还有营养不良和微量元素缺乏，如蛋白质摄入不足和维生素 A、维生素 B_2、维生素 C 缺乏，患缺铁性贫血等，均可促使食管癌的发生。

食管癌早知道	
早期症状	**高危人群**
□经常性吞咽困难 □进食时感觉食物滞留 □咽喉部有干燥和紧缩感 □胸骨后、剑突下疼痛 □声音沙哑、胸部疼痛	□长期食用烧烤、烟熏、腌制食品者 □喜食烫食者 □食管局部有损伤者 □有食管癌家族遗传史者

避免经常吃烫食

日常生活中，有些人吃东西喜欢“趁热吃”，比如刚出锅的食物、火锅、滚烫的水等，感觉这样吃很香、很过瘾，其实这个习惯很不好。

降低食欲

味蕾遇到过热的水或食物会受到伤害，感觉滋味的能力减弱，从而影响食欲，降低进食欲望。

影响消化

过烫的食物会破坏消化道中的各种酶或降低酶的催化能力，当酶受到破坏或减弱时，会直接影响消化功能。

诱发食管癌

经常吃滚烫的食物，还容易损害口腔、食管黏膜，进而可能诱发食管癌。

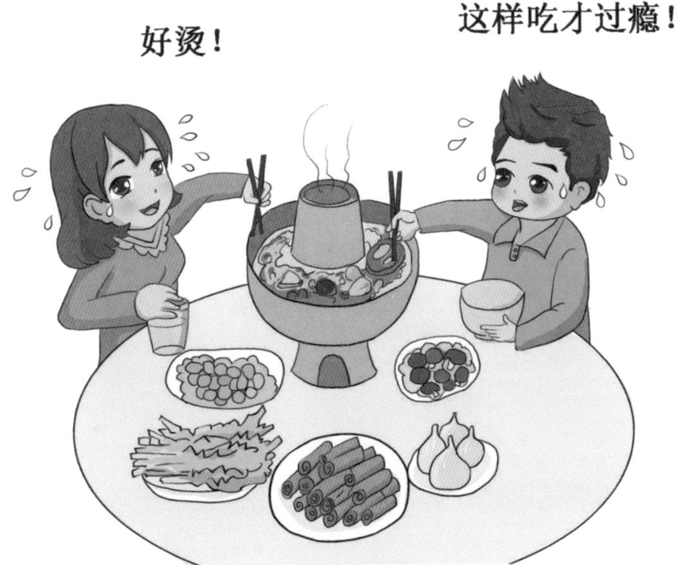

人的食管内壁是由黏膜组成的，十分柔嫩，耐热有一定的限度，一般为 50 ~ 60℃，如果超过了这个温度，食管黏膜就会被烫伤。如果经常吃烫食，会对口腔、食管、胃内黏膜构成严重损伤，如果损伤未修复时又遭到烫伤，反复多次易构成浅表溃疡，导致慢性口腔黏膜炎症、口腔黏膜白斑、食管炎、萎缩性胃炎等病症。长此以往，就会引起黏膜质的变化，甚至癌变。

有资料表明，食管癌高发区的人喜食热烫饮食。山西省晋中地区居民，食物温度一般在 71 ~ 74℃，个别达到 83℃。医学专家曾调查一位被确诊为食管癌的病人的饮食情况，发现他平日不但喜欢吃烫嘴的饭菜，还非常喜欢喝滚烫的茶水。

因此，不管平时时间多么紧张，或饥肠辘辘，刚出锅的饭菜都要等一会儿，放到温度适合时再吃，并且在任何情况下都不要喝滚烫的水。

如何健康吃火锅

火锅浓汤的温度可高达 120℃，不经冷却就吃的话，很容易烫伤口腔、食管及胃黏膜，给健康造成危害。

吃火锅不宜太烫

刚从火锅中取出鲜烫的食物，不宜马上送入口中，应放在碗内稍凉一下再吃，以免烫伤食管黏膜，造成溃疡或口腔黏膜起疱。

不要太辣、太麻

有些人吃火锅时辣椒、蒜、葱等调料放得太多，追求又麻又辣的效果。殊不知，太辣、太麻的食物不仅会刺激口腔、食管与肠胃的黏膜，使其发生充血和水肿，还容易诱发一些严重的疾病。

掌握好火候

吃火锅时，若食物在火锅中煮久了会失去鲜味，破坏营养成分，倘若煮的时间不够，又容易引起消化道疾病。

时间不要太长

长时间吃火锅，导致胃液、胆汁、胰液等消化液不停分泌，腺体得不到正常休息，导致胃肠功能紊乱而发生腹痛、腹泻。

不宜配冷饮

许多人在食用火锅时喜欢搭配冷饮，冷饮和热食交互食用，容易使胃肠道损伤。

肠癌——润肠通便是重点

肠癌是常见的消化道恶性肿瘤。大肠位于人体腹腔的四周，呈“门”字形，可分为盲肠、升结肠、横结肠、降结肠、乙状结肠和直肠。肠癌根据发生部位的不同，包括结肠癌和直肠癌。

结肠癌：可以出现在结肠的任何部位，由于结肠管径较大，所以出现症状的时间通常会比直肠癌晚些。

直肠癌：好发于直肠齿状线附近，因为这里是黏膜性质易发生改变的部位，再加上粪便经过时易产生摩擦，所以易发生癌变。

结直肠癌多半由肠道中的息肉病变而来，早期常无明显症状。肠癌的发病原因是多方面的，从各个国家对肠癌病因学的研究结果看，饮食和生活习惯与结肠癌、直肠癌的发生有极密切的关系。

肠癌早知道	
早期症状	**高危人群**
□排便习惯改变	□长期食用高脂肪、高热量食物者
□大便出血、黏液便	□长期患有溃疡性结肠炎者
□持续性腹痛、腹胀	□大肠息肉患者
□腹部有肿块	□有肠癌家族遗传史者
□不明原因的消瘦、乏力	

吃淀粉类食物

淀粉是一种碳水化合物，是维持生命的最基本的营养物质，人体热量的一半以上是由淀粉提供的。我们平时所吃的米、面、绿豆、红小豆、红薯、土豆等，都是含淀粉丰富的食物。防癌专家认为，适当多吃淀粉含量高的食物能预防癌症。

英国剑桥大学的研究表明，吃煮熟的土豆等富含淀粉的食物，可减少患肠癌的危险。有研究发现，中国人淀粉的消耗量是世界上最高的，比英国多一倍以上，而中国的结肠癌发病率比英国少一半。

那么，淀粉类的食物为什么能防肠癌呢？

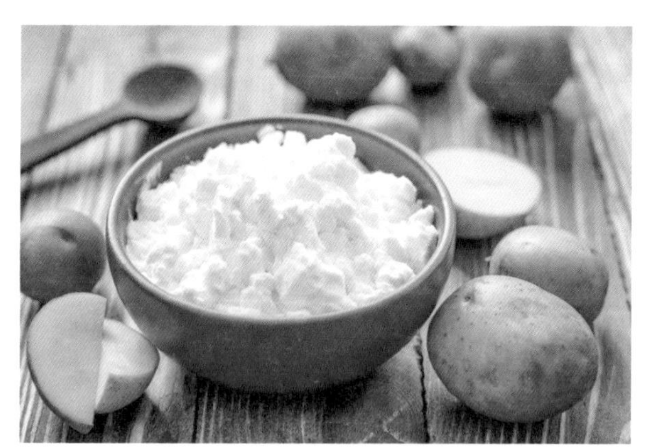

加速有害物质排出。淀粉能够加速人体的消化过程，使有害物质快速排出，防止其危害胃肠道。

有助于大便畅通。富含淀粉的食物往往含钾丰富，对维持肠道神经肌肉的兴奋性起着至关重要的作用，有利于大便的畅通。

维护肠道菌群平衡。一些富含淀粉的食物通过发酵，免疫活性物质的含量增加，有利于维护肠道菌群平衡，清除致癌物。

产生丁酸盐。淀粉在肠内经发酵酶作用，会产生大量的丁酸盐。丁酸盐是一种癌细胞生长抑制剂，能防止大肠内壁致癌细胞的产生。

所以，我们应该适当多吃一些富含淀粉的食物。一般来说，每天摄入淀粉类食物的总量应占每日总热量的 50% ~ 60%。

富含淀粉的食物

类别	食物
五谷类	大米、小米、玉米、小麦面粉等
根茎类	红薯、土豆、芋头、山药、莲藕、南瓜等
豆类	绿豆、红小豆、芸豆等

防癌专家提醒

有一些淀粉类食物吃多了反而不利于身体健康，应尽量少吃，如炸薯条、炸薯片、含糖高的点心、各种精致的谷类小吃等。

多食润肠通便的食物

俗话说“一日不排便，胜抽三包烟”，可见便秘对身体的危害之大。

医学专家指出，排便困难、粪便干结，会直接引起或加重肛肠疾病，如肛裂、痔疮、直肠炎等，为肠癌的发生埋下隐患。据相关资料显示，约 10% 的严重便秘者可能患结肠癌，因为经常便秘会使致癌物长时间滞留在肠道内。

另外，便秘会使肠道内的毒素不能及时排出，从而被人体吸收，时间长了会降低人体免疫力，引发多种疾病。

引起便秘的原因

1

久坐不动

身体缺乏运动，肠道肌肉就变得松弛，蠕动功能会减弱，容易出现便秘。

2

强忍便意

当有了便意，忍着不去排便，久而久之，直肠感觉神经就变得迟钝，导致便秘。

3

饮水不足

如果饮水不足，肠道就会变得干燥，那么肠道内容物就不容易排出，引发便秘。

4

饮食不合理

经常暴饮暴食，或进食过少，或食品过于精细缺乏膳食纤维，对结肠运动的刺激减少，导致便秘。

5

压力大、过度疲劳

过度劳累、精神紧张会抑制肠道的蠕动和消化液分泌，导致消化不良，引起便秘。

患有便秘也不必担心，我们可以通过饮食来调理。可以多吃一些有润肠通便功效的食物，如五谷杂粮、芹菜、香蕉等，并注意多喝水。

观察大便知健康

大便是肠道健康的晴雨表，每天观察大便是最好的健康自检法，也是及早发现肠癌的有效方法。

健康大便的标准

颜色	大便颜色会受所吃食物的影响，一般为棕黄色或黄褐色
形状	圆柱形或金字塔形
硬度	软硬适中，含水量在 60% ~ 75%
频率	一般每天 1 次，最多不超过 3 次；如果两三天排便 1 次且没有不适症状，也属正常
密度	沉入水中，不会浮在表面
时间	一般 5 ~ 10 分钟排泄完毕，不需过分用力，排便后感觉顺畅

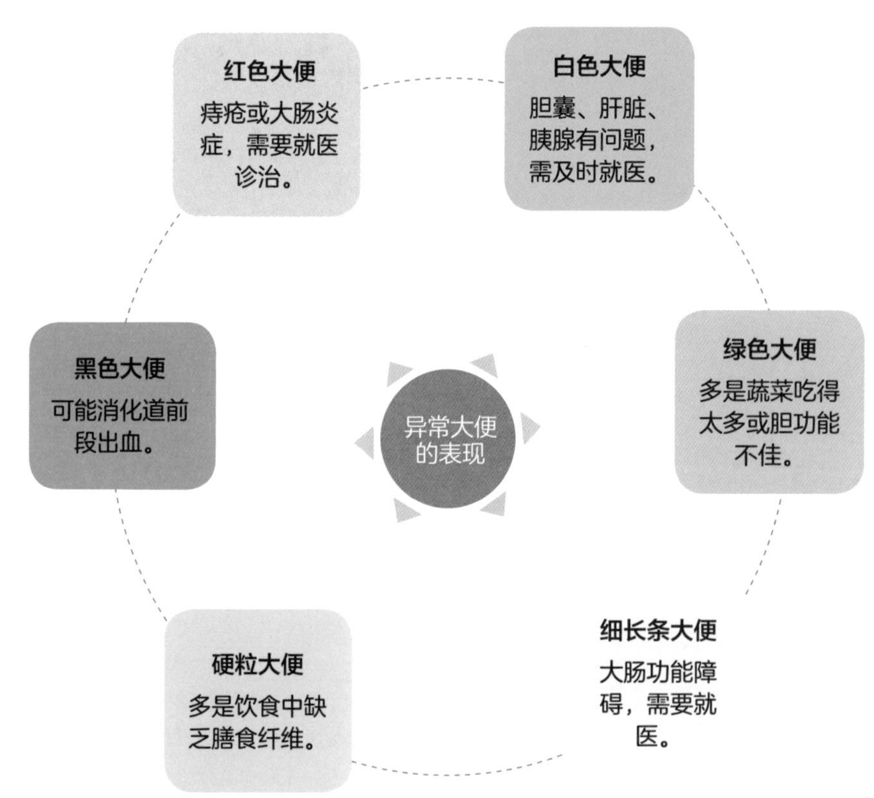

肾癌——避免高蛋白、高嘌呤饮食

肾癌是泌尿系统常见的恶性肿瘤，其发病率在泌尿系肿瘤中仅次于膀胱癌而居第二位。肾癌多发于 40 ~ 70 岁的男性。

肾脏肿瘤的病因至今尚不明确。医学专家认为，吸烟习惯加上其他危险因素（如酗酒、职业接触等），可进一步增加发生肾癌的危险性。此外，长期高脂肪、高热量饮食不仅会导致肥胖、高血压等，还会使患肾癌的概率升高。

防癌专家提醒，经常接触化学药剂、石棉或镉的人，应做好防护措施，并定期接受健康检查；避免吸烟、滥用药物，控制体重，避免食用含黄曲霉毒素或亚硝胺的食品，都有助于远离肾癌的威胁。

肾癌早知道	
早期症状	**高危人群**
□血尿 □腹部钝痛或隐痛 □持续性腰痛 □腰部或上腹部有肿块	□肾结石患者 □身体分泌代谢异常 □正在接受雌激素治疗者 □有肾癌家族遗传史的人群

避免长期高蛋白饮食

蛋白质是一种对健康至关重要的营养物质，可以调节体内水与电解质平衡，是抗体生成所必需的营养素。但是过多摄入高蛋白食物，对身体健康不利。

研究发现，摄入蛋白质过多易引起消化不良，使肠道毒素积聚增多；过量的动物蛋白会增加尿液中草酸盐的含量，草酸盐与钙等结合形成沉积，会诱发结石；过多的植物蛋白会抑制铁的吸收，易导致缺铁性贫血。

此外，过量摄入蛋白质还会损伤肾脏，引发各种肾脏疾病。肾脏肩负着重吸收中间代谢产物和排出代谢终产物的重任，如果大量摄取蛋白质，机体就会无法吸收，过量的蛋白质要由肾脏排出，这势必会增加肾脏的负荷，影响肾功能。久而久之，就容易出现多种肾病隐患。

因此，我们平时不能过量食用高蛋白食物。营养专家指出，一般成年人每天的蛋白质需求量在0.79克/千克，即体重为60千克的成人一日所需蛋白质应该在47.4克。并且，尽量摄取优质动物蛋白质。

防癌专家提醒

蛋白质分为动物蛋白质和植物蛋白质，这两种蛋白质的营养价值相仿。但动物蛋白质大多属于优质蛋白质，更易于被人体消化、吸收。

拒绝高嘌呤食物

在正常情况下，饮食摄入的嘌呤和人体自身代谢生成的嘌呤在酶的作用下，会以尿酸的形式通过肾脏从尿液中排出，“入”与“出”处于动态平衡。

日常饮食中，如果摄入过多的嘌呤，致使人体内代谢嘌呤的酶不足而难以分解多出来的嘌呤，“入”与“出”的平衡被破坏，会引起血尿酸增高。血尿酸增高可能是早期肾功能损害的信号，也可以引起继发的肾脏损害。

因此，不管是健康的人，还是肾脏疾病患者，都不要过多食用高嘌呤食物，尤其不要边吃烧烤边喝啤酒。过多的尿酸等废物需要肾脏长期进行“解毒”，这势必增加肾脏的负担。

此外，老火靓汤也不宜经常、过量食用。因为嘌呤易溶于水，老火靓汤一般是用肉类煮制的，而且常常煲上两三个小时。在长时间的煲制过程中，大量的嘌呤溶解到肉汤中。经常喝这种嘌呤过高的汤，会造成尿酸在血液中堆积，进而损伤肾脏。

哪些食物嘌呤含量高

常见食物嘌呤含量一览

嘌呤含量	食　　物
高嘌呤（150～1000毫克/100克）	动物内脏（动物肝、肾、肠、脑）、鲍鱼、螃蟹、沙丁鱼、凤尾鱼、鱼子、小虾、牡蛎、干贝、酵母、各种肉禽制成的浓汤、淡菜等
中嘌呤（50～150毫克/100克）	猪肉、羊肉、牛肉、兔肉、火鸡、鸽肉、鹌鹑、鲤鱼、金枪鱼、龙虾、燕麦、全麦面包、龙须菜、菠菜、扁豆、蘑菇、豆类等
低嘌呤（＜50毫克/100克）	精制大米、面粉、通心粉、玉米面、牛奶、奶酪、蛋类、大部分蔬菜、各种水果、植物油、花生、杏仁、核桃、茶等

乳腺癌——吃豆类食物，慎喝咖啡

乳腺癌是乳腺上皮组织的一种恶性肿瘤，近年来我国女性患乳腺癌人数逐渐增加，甚至有年轻化的趋势。另外，据数据统计，有 80% 的乳腺癌患者是因为出现乳腺肿块才去做首次诊疗的。

目前，乳腺癌真正的病因尚不明确。不过，研究人员普遍认为乳腺癌发病与生活方式、饮食营养、肥胖等密切相关。

此外，内分泌失调是诱发女性乳腺癌的重要原因。更年期女性由于内分泌紊乱，是罹患乳腺癌的高危人群。

乳腺癌早知道	
早期症状	高危人群
□乳房有不痛不痒的硬块 □乳房皮肤有凹痕或皱褶 □乳头糜烂或内陷 □乳头溢液 □腋窝淋巴结肿大	□患有慢性乳房疾病者 □初经过早、停经过晚者 □经常口服避孕药者 □更年期长期服用雌激素者 □有乳腺癌家族遗传史者

乳房自检要领

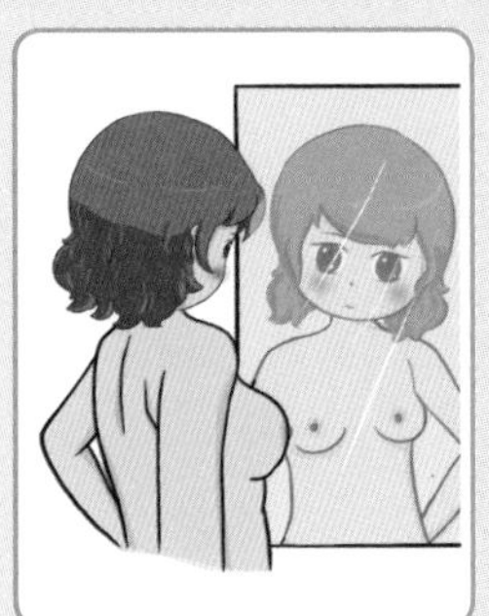

①面对镜子，看两侧乳房轮廓、大小、颜色有无异常

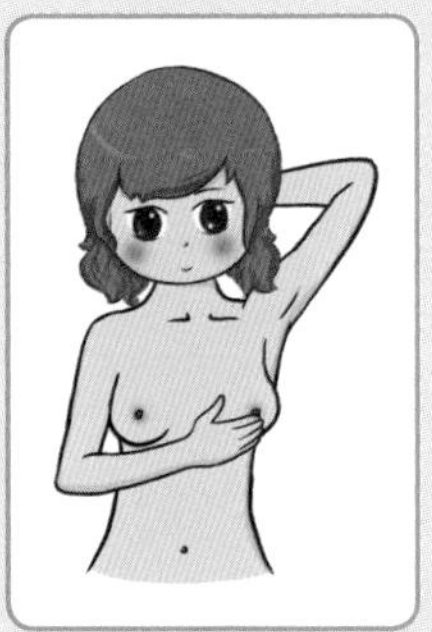

②以指腹触摸乳房，有无硬块、硬结或增厚现象

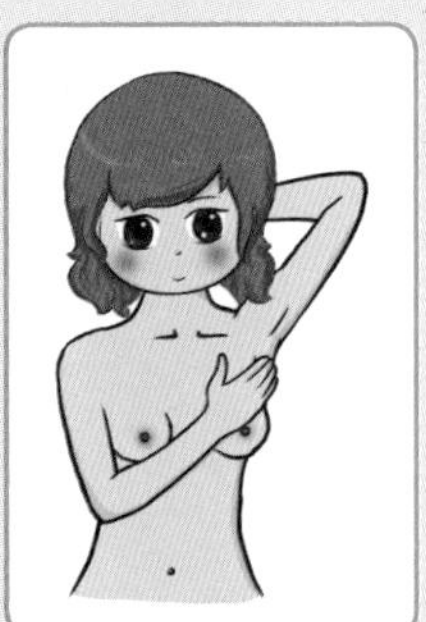

③举起手臂，检查腋下有无肿块

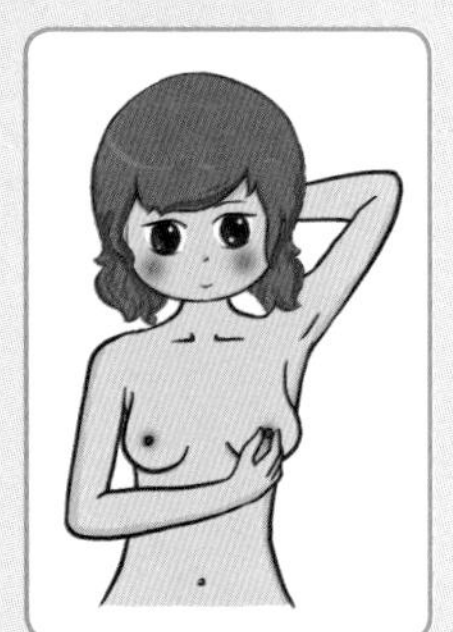

④轻捏乳头，检查有无分泌物溢出

常吃豆类食物

豆类食品不仅有着悠久的历史，而且营养十分丰富。防癌专家提醒，为了乳房的健康，在日常饮食中，女性应适当多吃些豆类食品。

有研究发现，随着豆类食物摄入量的增加，特别是食物中豆类蛋白质在总蛋白质中所占比例增加时，女性乳腺癌的发病率明显降低。这主要是因为豆类中的植物雌激素可以在肠道内被胡萝卜素转化成一种新的物质，而这种新的物质可以抑制体内致癌物对乳房的伤害。

我国研究者曾陆续对约 5000 名乳腺癌新发病人进行了长达 5 年的随访调查与样本检测，发现豆类食品的摄入能显著降低乳腺癌复发和死亡的危险。

近几年，美国科学家研究发现，大豆中含一种类似他莫西芬的物质，有预防乳腺癌的作用。

因此，女性朋友平时不妨适当多吃一些豆类及豆制品，以促进乳房健康。

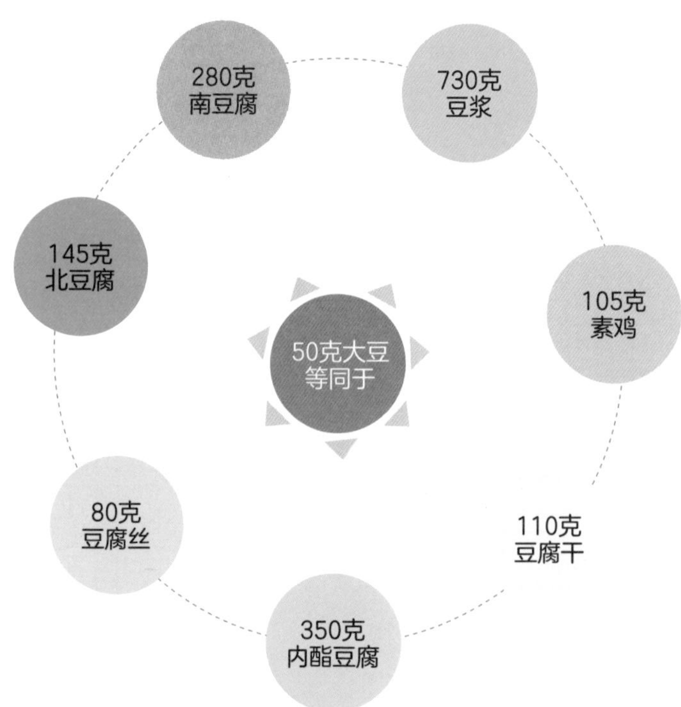

避免过量饮用咖啡

咖啡中含有咖啡因，有提神醒脑、对抗忧郁、缓解便秘的功效。因此，现代人越来越喜欢喝咖啡，有些人甚至每天都会喝上几杯。

凡事过犹不及，喝咖啡亦如此。如果天天大量喝咖啡，对健康不利，还会危害乳房健康。咖啡中的咖啡因会促进乳腺增生，而乳腺增生又与乳腺癌关系密切。尤其是绝经后的女性，如果过多食用含咖啡因的食物，随着咖啡因的大量摄入，乳腺癌发生的危险性就会大大增加。

哈佛大学近 20 年的随访发现，绝经后的女性，每天喝咖啡超过 4 杯，会增加 6% 罹患乳腺癌的风险；此外，有 BRCA 基因（一种直接与遗传性乳腺癌有关的基因）突变的女性，每天过量饮用咖啡（超过 6 杯），患乳腺癌的风险将提高到 69%。

因此，女性要少喝咖啡，每天不宜超过 2 杯（每杯 250 毫升），绝经后的女性更是要减少摄入咖啡，每天以不超过 1 杯为宜。

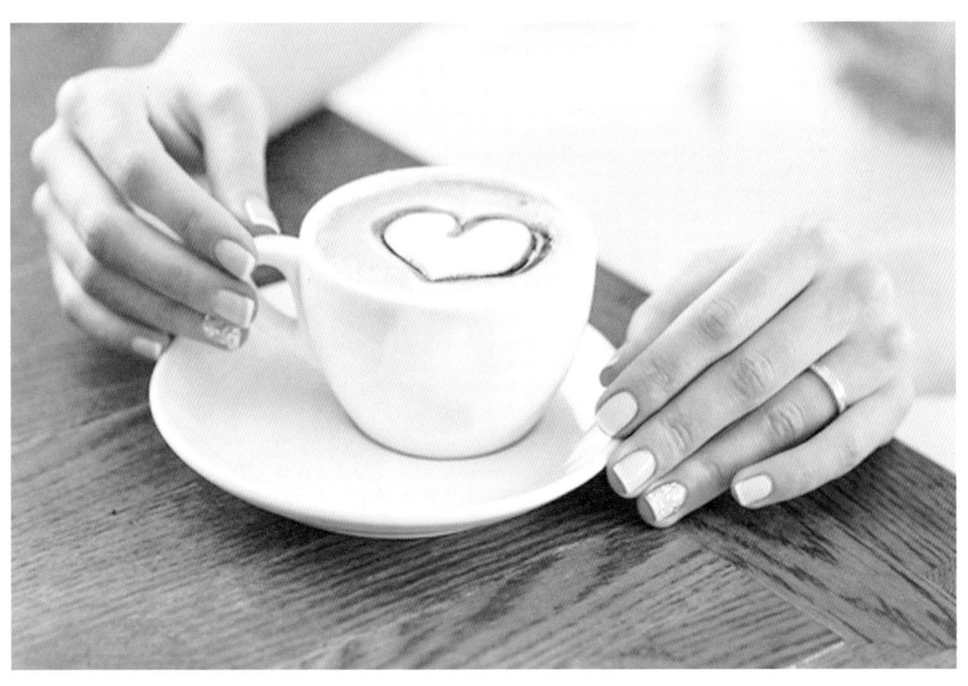

宫颈癌——多温热，少寒凉

宫颈俗称“子宫颈”，属于子宫的一部分，是女性生殖系统的重要组织器官。近年来，宫颈癌的发病率越来越高。据世界卫生组织统计，在女性的各种恶性肿瘤中，宫颈癌的发病率位居第二，仅次于乳腺癌。

据有关数据表明，宫颈癌每年全球发病约 45 万人，我国每年新增病例约 15 万人，约占全球患者总数的 1/3。

预防宫颈癌，女性要养成良好的饮食和生活习惯，合理饮食是给子宫的最好的关爱。若女性平时适当多吃有利于保护子宫的食物，避免不良的饮食习惯，可增强子宫的免疫力，有效降低罹患宫颈癌的风险。

宫颈癌早知道	
早期症状	**高危人群**
□白带增多且异常 □性交时阴道流血 □阴道不规则出血 □尿频、尿急 □小腹、腰背经常疼痛	□过早性行为者 □性生活紊乱者 □外阴部卫生不洁者 □有宫颈癌家族遗传史者

少食寒凉、辛辣食物

少食寒凉食物

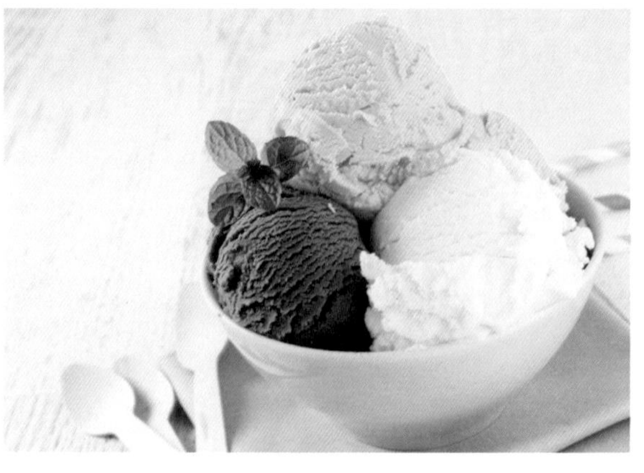

保养子宫，女性朋友要少吃寒凉食物，如冰激凌、冰镇西瓜、冰镇饮料、螃蟹、田螺等。否则寒凉入侵体内，容易侵犯宫颈、子宫，导致经期延迟、痛经、宫颈炎、子宫内膜炎等。

而患有宫颈疾病者，多数人

带下多且黏稠，有时甚至气味臭，就更应少吃寒凉食物，宜适当多吃些清热利湿的食物，如红小豆、薏米、荸荠、莲藕、菠菜等。

少食辛辣食物

研究发现，多食辛辣刺激的食物，易使盆腔充血、诱发炎症，或造成子宫肌肉过度收缩，对宫颈及子宫的健康不利。尤其是患有宫颈疾病的女性，在饮食上一定要清淡有营养，尽量不要吃辛辣刺激的食物，否则会使症状加重。常见的辛辣调味品有葱、姜、蒜、辣椒、花椒、胡椒、韭菜、桂皮、八角、小茴香等。

适量喝些豆浆

豆浆等豆制品不仅含有优质蛋白质，还含有大豆异黄酮、大豆磷脂、维生素E等营养物质。大豆异黄酮是天然的植物雌激素，能双向调节体内的雌激素水平。科学家研究发现，植物雌激素具有良好的抗氧化作用，同时还能抑制宫颈腺癌和鳞状表皮细胞癌的生长，抑制细胞分裂，从而达到阻止细胞侵犯和转移的作用。

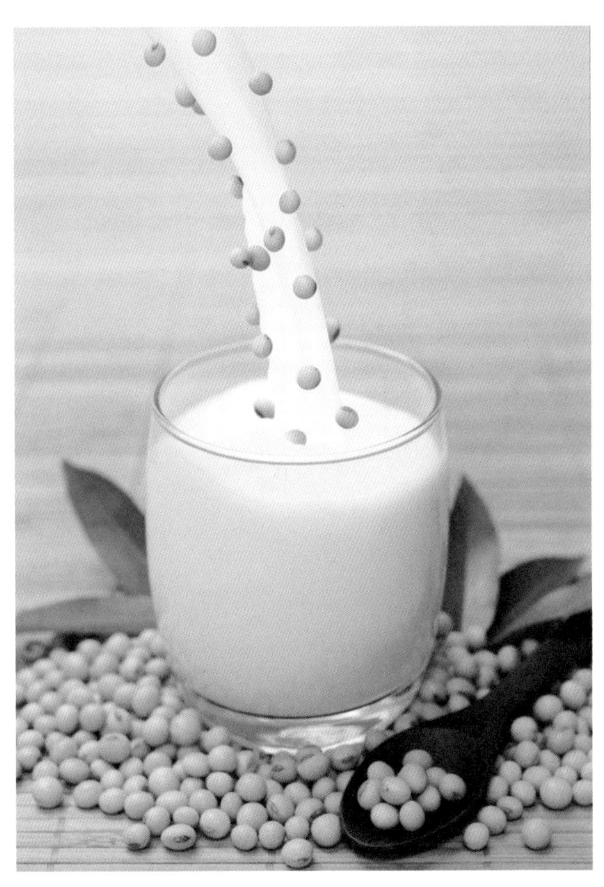

因此，女性朋友宜经常喝杯新鲜豆浆，不仅有助于改善体质，还可延缓衰老、美白肌肤、防病抗癌。

喝豆浆五忌

1 忌喝未煮熟的豆浆

生豆浆中含有有毒物质，会导致蛋白质代谢障碍，并对胃肠道产生刺激，从而引发中毒症状。

2 忌在豆浆里打鸡蛋

鸡蛋中的黏液性蛋白质和豆浆中的胰蛋白酶结合，会产生一种不能被人体吸收的物质，影响营养的吸收。

3 豆浆忌装在保温瓶里

在温度适宜的条件下，以豆浆作为养料，瓶内细菌会大量繁殖，经过 3 ~ 4 个小时就能使豆浆酸败变质。

4 忌过量饮用豆浆

每天饮用豆浆，最好不要超过 300 毫升，以免引起消化不良，出现腹胀、腹泻等不适。

5 忌与药物同饮

有些药物会破坏豆浆里的营养成分，如四环素、红霉素等抗生素药物。

前列腺癌——控制热量，补充营养

前列腺癌是男性泌尿系统的常见肿瘤。近年来，我国男士患前列腺癌的人数渐增，前列腺癌已成为男性泌尿系统的头号大敌。

前列腺癌的发展较慢，因而控制住的概率较高，但这需要早发现、早诊断、早治疗。

对于前列腺癌的病因，癌症专家指出，它不是单一因素引起的，与年龄、激素、遗传和饮食等有关。而且，在导致前列腺癌的诸多因素中，饮食问题不容忽视。

前列腺癌早知道	
早期症状	**高危人群**
□尿频、尿急、尿不净 □排尿困难、尿线变细 □血尿或尿中含脓 □排尿疼痛、有灼热感 □盆骨周围疼痛	□ 65 岁以上的老年男性 □长期前列腺炎患者 □患有膀胱癌的人 □有前列腺癌家族遗传史者

限制热量，控制体重

有医学研究发现，每天高热量饮食的男士，不管其吃的是什么样的食物，也无论其体重高低，都更容易患前列腺癌。

研究者指出，摄入热量高的话，不管其来自脂肪，还是来自蛋白质或碳水化合物，均对前列腺癌的形成有影响。这是因为高热量摄入可以使男士体内的某些激素含量升高，例如在人体循环系统有一种类似胰岛素的生长因

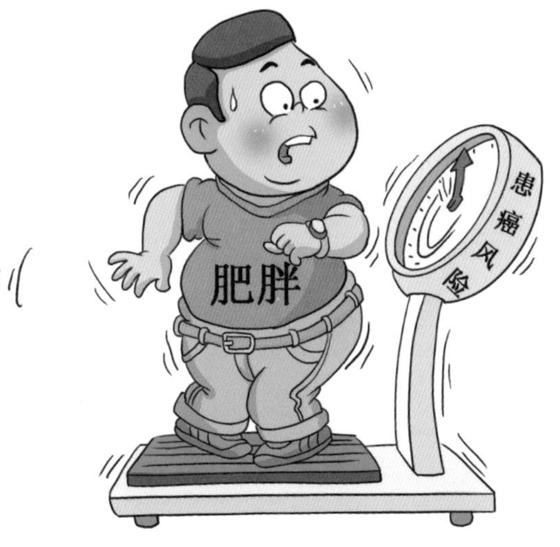

子，会因热量的大量摄入而含量增多，而这种生长因子与前列腺癌的形成有关。

另外，肥胖是诱发前列腺癌的危险因素之一，肥胖男性患前列腺癌的风险比正常体重男性高 2.4 倍。

由此可见，在日常饮食中，男性朋友要合理摄入热量，并积极控制体重。

每天一把南瓜子

瓜子作为休闲食品，一直深受人们的欢迎。瓜子的种类繁多，常见的有葵花子、西瓜子、南瓜子等。防癌专家指出，男性每天食用适量的南瓜子，可防治前列腺疾病。

前列腺分泌激素的功能需要脂肪酸，而南瓜子富含脂肪酸，可促使前列腺保持良好功能。南瓜子所含的活性成分——南瓜子氨酸和南瓜子碱，可消除前列腺炎初期的肿胀；南瓜子还含有植物生长激素，对修复前列腺病变有积极作用。

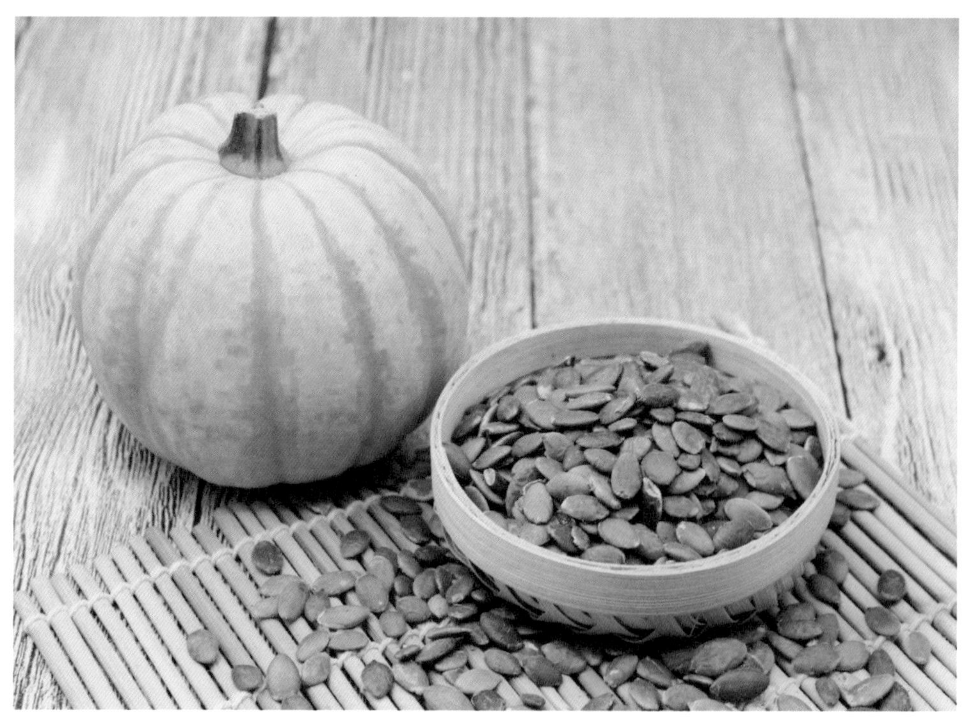

南瓜子中含有丰富的锌，对前列腺也有好处。研究发现，一旦血液中缺锌，前列腺便会肿大、增生，因此常吃南瓜子，可预防和改善男性前列腺疾病，也有助于预防前列腺癌。

据报道，生的或熟的南瓜子，若每天吃 20 克，连续吃 3 个月，可使因前列腺肥大而引起的小腹痛、尿频和排尿困难等症状明显好转或消失。

所以，为了保护前列腺健康，男性朋友最好每天吃点南瓜子。

吃南瓜子有讲究

1

正确选购

要选购质量好的南瓜子，生熟均可。选购时以个大、颗粒饱满、无霉烂变质、无虫蛀者为佳。

2

食用方法

吃南瓜子最好用手剥着吃，不要用牙嗑；南瓜子也可以磨成粉食用，将生南瓜子在锅里炒一下，然后再研磨成粉。

3

适量食用

每天食用 20 克南瓜子，不宜太多，否则容易造成口内生疮、牙龈炎等。

4

食用注意

不宜食用霉变的南瓜子。霉变的南瓜子不仅营养价值下降，还含有致癌物质。

附录 // 有效防癌抗癌的营养素

营　养　素	防癌保健功效	代表食物
膳食纤维	○刺激肠道蠕动，促进排便 ○吸收水分，软化粪便 ○吸附大肠中的致癌物质	玉米、红薯、燕麦、荞麦、芹菜、油菜、胡萝卜、香蕉、苹果、黄豆、绿豆、红小豆、黑木耳、海带等
维生素 A	○保护视力，预防眼病 ○强化皮肤黏膜 ○预防源于上皮组织的恶性肿瘤	胡萝卜、南瓜、菠菜、韭菜、茼蒿、西蓝花、芒果、橙子、橘子、柿子、香蕉等
胡萝卜素	○抗氧化性强 ○可转化为维生素 A ○预防心血管疾病	胡萝卜、南瓜、番茄、辣椒、豌豆苗、芒果、木瓜、西瓜、哈密瓜、金橘、紫菜、绿茶、枸杞子等
维生素 C	○促进伤口愈合 ○增强抗病能力 ○抗辐射，保护细胞 ○阻断致癌物的生成	西蓝花、青椒、番茄、黄瓜、苦瓜、油菜、菠菜、猕猴桃、柠檬、橙子、橘子、草莓、红枣（鲜）等
维生素 E	○保护皮肤、神经、肌肉 ○抗氧化，清除氧自由基 ○强化维生素 A 的作用 ○抑制致癌物的形成	全麦、黑豆、黄豆、口蘑、莴笋、核桃、杏仁、松子、榛子、芝麻、豆油、花生油、橄榄油等
维生素 B_2	○减少皮肤癌概率 ○分解致癌物质 ○避免脂肪堆积	谷物、大豆、深色蔬菜、番茄、香蕉、鸡肉、蛋类等
维生素 B_6	○促进代谢，减少脂肪堆积 ○调节女性雌激素 ○提高免疫力	全麦、糙米、燕麦、荞麦、鸡肉、牛肉、鱼类、蛋类、胡萝卜、土豆、香蕉、芒果等
维生素 D	○促进钙和磷的吸收 ○帮助生长发育 ○预防乳腺癌、结肠癌	深海鱼类、蛋黄、干香菇、红黄柿子椒、樱桃、柿子、草莓、猕猴桃等
钾	○维持肌肉、神经功能 ○维护心肌活动 ○维持体内钾、钠平衡 ○增强机体抗癌能力	黄豆、蚕豆、绿豆、土豆、菠菜、竹笋、芦笋、香蕉、苹果、西瓜、花生、核桃等

（续表）

营养素	防癌保健功效	代表食物
硒	○预防动脉粥样硬化 ○抗氧化，保护细胞 ○增强免疫力 ○预防重金属的危害	糙米、大麦、燕麦、西蓝花、大蒜、洋葱、番茄、香菇、鱼虾、牡蛎、紫菜、海带、腰果、蛋类等
锌	○促进新陈代谢 ○帮助生长发育 ○增强免疫力 ○预防前列腺癌	糙米、小米、玉米、黄豆、扁豆、白萝卜、茄子、白菜、土豆、南瓜子、牛肉、牡蛎、鱼虾等
钙	○强化骨质和牙齿 ○维持体液酸碱平衡 ○提高机体免疫力	黄豆、豆腐、油菜、小白菜、海带、紫菜、虾皮、猪排骨、贝类、牛奶、酸奶、蛋黄、花生、芝麻等
镁	○帮助钙质吸收 ○维持细胞的正常功能 ○天然的镇静剂 ○维护心血管健康	小米、燕麦、苋菜、菠菜、芹菜叶、蚕豆、豌豆、油菜、菜花、西蓝花、桂圆、香蕉、花生、黄豆、绿豆、黑豆等
铁	○为细胞输送氧气 ○协助造血，预防贫血 ○健全免疫系统 ○增强抗感染能力	菠菜、芥菜叶、豌豆、扁豆、小白菜、葡萄干、黑木耳、豆类、动物血、猪瘦肉、牛肉、牡蛎、蛤蜊、蛋黄等
碘	○促进人体新陈代谢 ○维持甲状腺正常功能 ○预防甲状腺癌 ○预防乳腺癌、卵巢癌等	海带、紫菜、裙带菜、虾皮、海蜇、海参、菠菜、大白菜、芹菜、蛋类、碘盐等
钼	○帮助铁质发挥功效 ○预防龋齿、肾结石 ○阻断亚硝胺的合成 ○预防食管癌	糙米、燕麦、扁豆、豌豆、黄豆、红小豆、白菜、菠菜、白萝卜、茄子、鸡肉、鸭肉、蛋类、鱼类等
多酚	○抗氧化，保护细胞 ○消炎，降血脂	苹果、红葡萄、蓝莓、芒果、菜花、洋葱、绿茶等
花青素	○增进视力 ○保护心血管 ○减少炎症 ○抗氧化，抑制癌细胞	紫米、黑米、紫薯、紫甘蓝、茄子、葡萄、蓝莓、樱桃、草莓、桑葚等

（续表）

营　养　素	防癌保健功效	代表食物
异黄酮	○调节人体激素水平 ○降低胆固醇，抗辐射 ○抗氧化，防止细胞突变	黄豆、黑豆、豌豆、腐竹、豆腐、豆浆、芹菜、菜花等
吲哚	○分解过剩雌激素 ○强化免疫系统 ○抑制苯并芘的活性	卷心菜、西蓝花、菜花、油菜、大白菜、小白菜、芥蓝等
有机硫化物	○良好的杀菌能力 ○激活免疫细胞活性 ○预防多种癌症	西蓝花、卷心菜、菜花、甘蓝、白萝卜、大蒜、洋葱等
番茄红素	○保护心脑血管 ○增强免疫力 ○抗氧化，清除氧自由基 ○预防胃癌、乳腺癌、前列腺癌等	番茄、胡萝卜、西瓜、葡萄、木瓜、石榴、葡萄柚、芒果、柑橘等
多糖体	○降低胆固醇 ○调节血糖 ○增强免疫力 ○抗氧化，抑制细胞癌变	燕麦、大麦、山药、黑木耳、银耳、金针菇、香菇、口蘑、猴头菇、海带、海藻等
乳酸菌	○改善肠道菌群 ○活化免疫细胞 ○预防便秘及肠癌	酸奶、乳酸菌饮料、乳酪等
ω-3 脂肪酸	○降低胆固醇 ○消炎抗过敏 ○抑制癌细胞	鲈鱼、鳟鱼、三文鱼、沙丁鱼、鲑鱼、金枪鱼、菜籽油、大豆油、橄榄油、坚果等
叶酸	○促进胚胎健全发育 ○维持细胞正常分裂 ○预防肺癌、结肠癌、乳腺癌等	大麦、燕麦、菠菜、番茄、胡萝卜、卷心菜、橘子、樱桃、香蕉、柠檬、葡萄、猕猴桃、黄豆、核桃、栗子、鸡肉、牛肉、蛋类等
维生素 U	○改善肝脏功能 ○促进胃及十二指肠溃疡愈合 ○预防消化系统癌症	卷心菜、白菜、西蓝花、莴笋等

（续表）

营 养 素	防癌保健功效	代表食物
生物碱	○消除疲劳 ○清除体内自由基	薏米、茄子、番茄、洋葱、木瓜、香蕉、菠萝等
儿茶素	○抑制血压上升 ○抗氧化，预防癌症	绿茶、红茶等
槲皮素	○抑制动脉粥样硬化 ○抗氧化，预防癌症	荞麦、洋葱、柑橘等
黏液蛋白	○养护肠胃，修复黏膜 ○促进肠胃蠕动，预防便秘 ○预防胃癌、肠癌	山药、秋葵、南瓜等
叶绿素	○增强免疫力 ○抑制癌细胞增殖	绿色蔬菜
叶黄素	○保护视力，预防眼病 ○抗氧化，消除自由基	菠菜、西蓝花、卷心菜等
谷胱甘肽	○抗氧化，消除自由基 ○分解有毒物质	玉米、菠菜、西蓝花等

未经许可，不得以任何方式复制或抄袭本书之部分或全部内容。
版权所有，侵权必究。

图书在版编目（CIP）数据

每天清除癌细胞：防癌食物营养大揭秘/王海玲编著. —北京：电子工业出版社，2018.6

ISBN 978-7-121-33962-2

Ⅰ. ①每…　Ⅱ. ①王…　Ⅲ. ①癌－食物疗法　Ⅳ. ①R247.1

中国版本图书馆CIP数据核字（2018）第065495号

责任编辑：郝喜娟
特约编辑：赵卫平
印　　刷：河北迅捷佳彩印刷有限公司
装　　订：河北迅捷佳彩印刷有限公司
出版发行：电子工业出版社
　　　　　北京市海淀区万寿路173信箱　　邮编：100036
开　　本：720×1000　1/16　印张：12　　字数：230千字
版　　次：2018年6月第1版
印　　次：2024年7月第20次印刷
定　　价：59.80元

凡所购买电子工业出版社图书有缺损问题，请向购买书店调换。若书店售缺，请与本社发行部联系，联系及邮购电话：（010）88254888，88258888。

质量投诉请发邮件至zlts@phei.com.cn，盗版侵权举报请发邮件至dbqq@phei.com.cn。

本书咨询联系方式：haoxijuan@phei.com.cn